グレード A	強い
グレード B	科学的根拠があり，行うよう勧められる
グレード C1	科学的根拠はないが，行うよう勧められる
グレード C2	科学的根拠がなく，行わないよう勧められる
グレード D	無効性あるいは害を示す科学的根拠があり，行わないよう勧められる

（福井次矢他編，Minds 診療ガイドライン選定部会．2007[1] より）

Minds エビデンス分類
（治療に関する論文のエビデンスレベルの分類）

I	システマティック・レビュー／ランダム化比較試験のメタ解析
II	1つ以上のランダム化比較試験
III	非ランダム化比較試験
IVa	分析疫学的研究（コホート研究）
IVb	分析疫学的研究（症例対照研究，横断研究）
V	記述研究（症例報告やケースシリーズ）
VI	患者データに基づかない，専門委員会や専門家個人の意見

（福井次矢他編，Minds 診療ガイドライン選定部会．2007[1] より）

個々の診断や治療内容について従来の AHA/ACC/HRS ガイドライン分類と Minds 分類の両者を併記したが，エビデンスレベルに関する考え方が基本的に異なるため，両者のエビデンスレベルに乖離がある場合もある．Minds エビデンス分類と Minds 推奨グレードはあくまでも参考としていただきたい．

序　文

　　日本循環器学会・日本不整脈心電学会は共同で「2020年改訂版不整脈薬物治療ガイドライン」を公表しました．近年の臨床報告の結果を踏まえ，日常の不整脈薬物治療の拠り所となる指針を示しました．本ポケット版は，日常診療の際，より簡便にガイドラインを利用できるように，図表を中心にガイドラインを抽出しまとめたものです．不整脈薬物治療の方針は不整脈の種類，自覚症状，QOL障害の程度，合併心疾患の有無，心機能低下の有無，心不全の有無とその程度，さらに生命予後への影響などによって決定されます．このポケット版2020年改訂版不整脈薬物治療ガイドラインが日常診療において活用され，不整脈薬物治療が適切に実施される手助けとなれば幸甚です．

2020年改訂版不整脈薬物治療ガイドライン　班長

小野 克重

日本循環器学会 / 日本不整脈心電学会合同ガイドライン

ポケット版 2020年改訂版
不整脈薬物治療ガイドライン

JCS/JHRS 2020 Guideline on Pharmacotherapy of Cardiac Arrhythmias

合同研究班参加学会

日本循環器学会　　　日本不整脈心電学会　　　日本小児循環器学会　　　日本心臓病学会
日本脳卒中学会

班長

小 野 克 重	大分大学医学部　病態生理学講座	
岩 﨑 雄 樹	日本医科大学大学院医学研究科　循環器内科学分野（副班長）	
清 水 渉	日本医科大学大学院医学研究科　循環器内科学分野（アドバイザー）	

班員

赤 尾 昌 治	国立病院機構京都医療センター　循環器内科
池 田 隆 徳	東邦大学大学院医学研究科　循環器内科学
石 井 邦 明	山形大学医学部　薬理学
因 田 恭 也	名古屋大学大学院医学系研究科　循環器内科学
草 野 研 吾	国立循環器病研究センター　心臓血管内科
小 林 義 典	東海大学医学部　付属八王子病院
是 恒 之 宏	国立病院機構　大阪医療センター
笹 野 友 哲	東京医科歯科大学　循環制御内科学
住 友 直 方	埼玉医科大学国際医療センター　小児心臓科
髙 橋 尚 彦	大分大学医学部循環器内科・臨床検査診断学講座
庭 野 慎 一	北里大学医学部　循環器内科学
萩 原 誠 久	東京女子医科大学医学部　循環器内科学講座
久 留 一 郎	鳥取大学大学院医学系研究科　機能再生医科学専攻　再生医療学分野
古 川 哲 史	東京医科歯科大学難治疾患研究所　生体情報薬理学
本 荘 晴 朗	名古屋大学環境医学研究所　心・血管分野
丸 山 徹	九州大学健康科学センター
村 川 裕 二	帝京大学医学部附属溝口病院　第四内科
矢 坂 正 弘	国立病院機構九州医療センター　脳血管・神経内科
渡 邉 英 一	藤田医科大学医学部　循環器内科

協力員

相 庭 武 司	国立循環器病研究センター　心臓血管内科
網 野 真 理	東海大学医学部内科学系　循環器内科学
伊 藤 英 樹	広島大学病院　医療安全管理部

小 川	尚	国立病院機構京都医療センター	循環器内科
奥 村 恭	男	日本大学医学部附属板橋病院	循環器内科
神 谷 千 津	子	国立循環器病研究センター	周産期・婦人科
岸 原	淳	北里大学医学部	循環器内科学
小 谷 英 太	郎	日本医科大学多摩永山病院	内科・循環器内科
小 松 隆		岩手医科大学医学部内科学講座	循環器内科分野
坂 本 裕	資	公立陶生病院	循環器内科
里 見 和	浩	東京医科大学病院	循環器内科
志 賀 剛		東京慈恵会医科大学	臨床薬理学
篠 原 徹	二	大分大学医学部循環器内科・臨床検査診断学講座	
鈴 木 木	敦	東京女子医科大学心臓病センター	循環器内科学講座
鈴 木 信	也	心臓血管研究所付属病院	循環器内科
関 口 幸	夫	国立病院機構霞ヶ浦医療センター	循環器内科
永 瀬	聡	国立循環器病研究センター	心臓血管内科
速 水 紀	幸	帝京大学医学部附属溝口病院	第四内科
原 田 将	英	藤田医科大学	循環器内科
藤 野 紀	之	東邦大学医療センター大森病院	循環器センター
牧 山	武	京都大学大学院医学研究科	循環器内科学
丸 山 光	紀	日本医科大学武蔵小杉病院	循環器内科
三 明 淳	一	鳥取大学医学部附属病院	薬物療法内科
連	翔太朗	埼玉医科大学国際医療センター	小児心臓科
村 田 広	茂	日本医科大学多摩永山病院	内科・循環器内科
森 田 典	成	東海大学医学部付属八王子病院	循環器内科
横 式	尚 司	市立札幌病院	循環器内科
吉 岡 公 一	郎	東海大学医学部内科学系	循環器内科学
淀 川 顕	司	日本医科大学付属病院	循環器内科

外部評価委員

井 上	博	富山県済生会富山病院	
奥 村	謙	済生会熊本病院心臓血管センター	循環器内科
木 村	剛	京都大学大学院医学研究科	循環器内科学
筒 井 裕	之	九州大学大学院医学研究院	循環器内科学

（五十音順，構成員の所属は 2019 年 12 月現在）

班構成員の利益相反（COI）についてはオリジナル版に記載した．
https://www.j-circ.or.jp/cms/wp-content/uploads/2020/01/JCS2020_Ono.pdf

> 診療ガイドラインは医師が実地診療において疾患を診断，治療するうえでの指針であり，最終的な判断は患者さんの病態を把握したうえで主治医が下すべきである．仮にガイドラインに従わない診断や治療が選択されたとしても，個々の患者さんの状況を考慮した主治医の判断が優先されるべきであり，実際の臨床の現場では，診療ガイドラインを遵守しつつも，主治医が個々の患者さんに特有な臨床的背景や社会的状況を十分考慮したうえで判断を下すことのほうが重要である．

目次

推奨·EL　推奨とエビデンスレベル

第1章　不整脈の発生機序および抗不整脈薬の臨床薬理学（総論）

1. 不整脈の発生機序

1.1 異常自動能と撃発活動

　不整脈の電気生理学的発生機序は，興奮発生の異常と興奮伝播の異常に大別される．頻脈性不整脈については，前者には**図1**で示すような自発的に電気的興奮を発生する特性（自動能）の異常と，活動電位の発生が引き金となって，振動性の後脱分極（after depolarization）が生じ，それが活動電位発生の閾値に達すると，自発興奮が発生する現象（撃発活動）があげられる．

1.2 リエントリー

　後者には心臓興奮波が1心拍ごとに消失せず，再び元の部位に戻ってきて，心筋細胞を再興奮させる現象（興奮旋回：リエントリー）があげられ，その機序には解剖学的な構造を基盤とする解剖学的リエントリーと，機能的な伝導ブロックの周囲を旋回する機能的リエントリーがあり，機能的リエントリーの成立機構として leading circle 説と spiral wave reentry 説が提唱されている．

　leading circle 説では，早期興奮の興奮波が先行興奮の不応期領域に向かって進行すると，不応期領域で一方向性ブロックが生じ，それを迂回するように興奮波の旋回が開始すると説明される．leading circle 機序によるリエントリーの中心領域では，心筋の興奮性が失われ，興奮波はこの中心領域に進入できない（**図2A**）．また，リエントリー経路には興奮間隙がほとんど存在しないと考えられる．

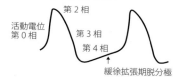

Ⓐ 正常自動能 (洞房結節)

活動電位
第0相

第2相

第3相

第4相

↑
緩徐拡張期脱分極

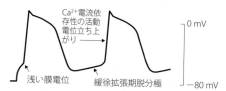

Ⓑ 異常自動能 (心室筋)

Ca²⁺電流依
存性の活動
電位立ち上
がり →

┐0 mV

↖
浅い膜電位

↑
緩徐拡張期脱分極

┘−80 mV

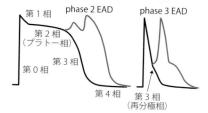

Ⓒ 早期後脱分極 (EAD) による撃発活動

第1相

phase 2 EAD

phase 3 EAD

第2相
(プラトー相)

第0相

第3相

第4相

↑
第3相
(再分極相)

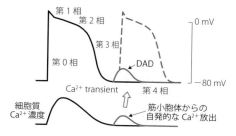

Ⓓ 遅延後脱分極 (DAD) による撃発活動

第1相

第2相

┐0 mV

第3相

第0相

DAD

Ca²⁺ transient

第4相

┘−80 mV

細胞質
Ca²⁺濃度

⇧

筋小胞体からの
自発的な Ca²⁺放出

図1　不整脈の発生機序 (正常および異常自動能と撃発活動)

　一方，spiral wave reentry説は，渦巻き型の興奮波（spiral waveとよぶ）の伝播特性に着目した考え方で，渦巻きの中心付近では，興奮前面の著しい湾曲のため興奮波が伝播できなくなり，興奮波の前面がそれ自身の終末と接する点が生じ，この点を中心として，興奮波が旋回すると説明される[2]（**図2B**）．

　機能的リエントリーによる興奮旋回（「ローター」とよぶ）は，1ヵ所に定在する場合と，大きく移動する場合がある．心室におけるローターが1ヵ所に定在して規則正しい旋回を続ける場合，その心電図波形は単形性頻拍を示し，不規則に移動する場合は多形性頻拍となる．また，ローターが多数に分裂した状態が細動に相当すると考えられる[2,3]（**図2C**）．

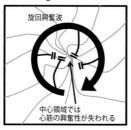
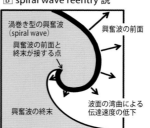
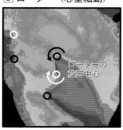

図2　機能的リエントリーにおける leading circle 説，spiral wave reentry 説とローター
（A：Allessie MA, et al. 1977[2] を参考に作図）

2.
抗不整脈薬の分類と作用機序

2.1
Vaughan Williams分類とSicilian Gambitの考え方

　抗不整脈薬を4つに分類したVaughan Williams分類（**表1**）[4] が現在でも使用されているが，抗不整脈薬の作用が十分に反映されていないとされ，ESCが抗不整脈薬の電気生理学的および心電図に対する作用をSicilian Gambitの考え方としてまとめた（**表2**）[5-7]．

表1　Vaughan Williams分類による抗不整脈薬の分類

分類	作用	代表薬
I群	Na⁺チャネル遮断	
IA群	PR/QRS幅中等度延長 APD延長	キニジン，プロカインアミド，ジソピラミド，シベンゾリン，ピルメノール
IB群	PR/QRS幅不変 APD短縮	リドカイン，メキシレチン，アプリンジン
IC群	PR/QRS幅高度延長 APD不変	プロパフェノン，フレカイニド，ピルシカイニド
II群	交感神経β受容体遮断	プロプラノロール，メトプロロール，ビソプロロール，カルベジロール，ナドロール，アテノロール，ランジオロール，エスモロールほか
III群	APD延長 （K⁺チャネル遮断）	アミオダロン，ソタロール，ニフェカラント
IV群	Ca²⁺チャネル遮断	ベラパミル，ベプリジル，ジルチアゼム

表2　Sicilian Gambit の提唱する薬剤分類の枠組

薬剤	イオンチャネル						受容体	
	Na+			Ca²⁺	K⁺	I_f	α	β
	速い	中間	遅い					
リドカイン	○							
メキシレチン	○							
プロカインアミド		●A			◐			
ジソピラミド			●A		◐			
キニジン		●A			◐		○	
プロパフェノン		●A						◐
アプリンジン		●I		○	○	○		
シベンゾリン			●A	○	◐			
ピルメノール			●A		◐			
フレカイニド			●A		○			
ピルシカイニド			●A					
ベプリジル	○			●	◐			
ベラパミル	○			●			◐	
ジルチアゼム				●				
ソタロール					●			●
アミオダロン	○			○	●		◐	◐
ニフェカラント					●			
ナドロール								●
プロプラノロール	○							●
アトロピン								
ATP								
ジゴキシン								

遮断作用の相対的強さ：○低，◐中等，●高
■：作動薬
臨床効果と心電図変化の方向：↑増大，↓減少，→不変
A：活性化チャネルブロッカー
　　（イオンチャネルの活性化状態をブロックする薬物），
I：不活性化チャネルブロッカー
　　（イオンチャネルの不活性化状態をブロックする薬物）
速い・中間・遅い：チャネルに対する結合 / 解離速度
（抗不整脈薬ガイドライン委員会編．抗不整脈薬ガイドライン：CD-ROM 版ガイドラインの解説とシシリアンガンビットの概念．2000[7] より）

受容体		イオンポンプ	臨床効果			心電図所見		
M_2	A_1	Na^+-K^+ ATPase	左室機能	洞調律	心外性	PR	QRS	JT
			→	→	◉			↓
			→	→	◉			↓
			↓	→	●	↑	↑	↑
○			↓	→	◉	↑↓	↑	↑
○			→	↑	◉	↑↓	↑	↑
			↓	↓	○	↑	↑	
			→	→	●	↑	↑	→
○			↓	→	○	↑	↑	→
○			↓	↑	○	↑	↑	↑→
			↓	→	○	↑	↑	
			↓→	→	○	↑	↑	
			?	↓	○			↑
			↓	↓	○	↑		
			↓	↓	○	↑		
			↓	↓	○	↑		↑
			→	↓	●	↑		↑
			→	→	○			↑
			↓	↓	○	↑		
			↓	↓	○	↑		
●			→	↑	◉	↓		
	■		?	↓	○	↑		
■		●	↑	↓	●	↑		↓

2.2
抗不整脈薬の作用機序

たとえば，あるリエントリー回路の一部が障害を受け興奮性が落ちている場合，タイミングの早い興奮は障害部位を興奮させることができず，回路の一方向だけに伝播する．興奮間隙（リエントリー性不整脈における抗不整脈薬の作用の説明として，［リエントリー回路の長さ］－［不応期×伝導速度］）が存在すればリエントリーは成立するが，興奮隙間が小さいと起こりにくく，大きいと起こりやすい（**図3A**）．

I群薬は，Na⁺チャネルを遮断することにより障害部位の興奮

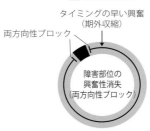

A リエントリー成立

タイミングの早い興奮
（期外収縮）

障害部位

興奮間隙
＝リエントリー回路の長さ−波長

リエントリー回路
∨
波長

リエントリー回路

波長＝不応期 × 伝導速度

B 興奮性低下

タイミングの早い興奮
（期外収縮）

両方向性ブロック

障害部位の
興奮性消失
（両方向性ブロック）

図3　リエントリー性不整脈における抗不整脈薬の作用

伝導を抑制する(**図3B**). これによりリエントリーは成立しない. Na^+ チャネル遮断が不十分であると, 伝導速度低下による波長短縮で興奮間隙はかえって大きくなるため, リエントリーが起こりやすくなることがある(**図3C**). III群薬は不応期を延長するので波長(不応期×伝導速度)は長くなり, その結果, 興奮間隙は減少するのでリエントリーは起こりにくくなる(**図3D**). IA群薬は伝導速度と不応期の両方に影響するので, どちらの影響が強く出るかにより抗不整脈作用も催不整脈作用も示すことがある.

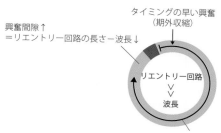

C 伝導遅延

タイミングの早い興奮
(期外収縮)

興奮間隙↑
=リエントリー回路の長さ−波長↓

リエントリー回路
∨
波長

波長↓=不応期 × 伝導速度↓

D 不応期延長

タイミングの早い興奮
(期外収縮)

不応期↑

興奮間隙↓
=リエントリー回路の長さ−波長↑

リエントリー回路
∧
波長

波長↑=不応期↑× 伝導速度

3.
薬物動態と薬力学

3.1
吸収

　5種類の経口抗凝固薬はそれぞれ生物学的利用率・蛋白結合率・代謝・腎排泄率などの薬物動態学的特徴が異なっている（**表3**）.

表3　経口抗凝固薬の薬物動態学的特徴（各社インタビューフォームより）

標的因子	ダビガトラン トロンビン	リバーロキサバン Xa	アピキサバン Xa	エドキサバン Xa	ワルファリン II、VII、IX、X
生物学的利用率（%）	6.5	66〜112	50	62	〜99
最高血中濃度到達時間（t_{max}）（時）	0.5〜2	2〜4	1〜4	1〜1.5	0.5
トランスポーター	P-gp（消化管）	P-gp（消化管）	P-gp（消化管）	P-gp（消化管）	P-gp（肝）
蛋白結合率（%）	35	92〜95（アルブミン）	87	40〜59	97（アルブミン）
代謝	グルクロン酸抱合	CYP3A4/CYP2J2	CYP3A4	CYP3A4（<10%）	S体：CYP2C9 R体：1A2、3A4
腎排泄率（%）	80	33	25	50	<1
除去半減期（$t_{1/2}$）（時）	12〜14	9〜13	8〜15	6〜11	55〜133
プロドラッグ	○	×	×	×	×

3.2
代謝[8] (表4)[9]

表4　循環器薬の薬物代謝に関与するチトクロムP450 —代表的な基質、阻害薬と誘導薬

分子種	基質	阻害薬	誘導薬
CYP1A2	プロプラノロール、メキシレチン	メキシレチン、フルボキサミン	喫煙
CYP2C9	S-ワルファリン	アミオダロン、プロブコール、ベンズブロマロン、アゾール系抗真菌薬、シメチジン	リファンピシン、フェニトイン、フェノバルビタール、カルバマゼピン、ボセンタン
CYP2D6	アプリンジン、フレカイニド、メキシレチン、リドカイン、プロパフェノン、ベプリジル、プロプラノロール、メトプロロール、カルベジロール	アミオダロン、キニジン、プロパフェノン、パロキセチン、シメチジン、デュロキセチン	
CYP3A4	ジヒドロピリジン系Ca拮抗薬、アミオダロン、キニジン、ジソピラミド、リドカイン、ベラパミル、ジルチアゼム、ベラパミル、リバーロキサバン、アピキサバン、エドキサバン	アミオダロン、ジルチアゼム、エリスロマイシン、クラリスロマイシン、アゾール系抗真菌薬、シメチジン、グレープフルーツジュース	リファンピシン、フェニトイン、フェノバルビタール、カルバマゼピン

赤字は抗不整脈薬。[2015年版循環器薬の薬物血中濃度モニタリングに関するガイドラインからの変更点] CYP2C9の阻害薬にプロブコール、ベンズブロマロン、アゾール系抗真菌薬、シメチジンを追加。CYP3A4の誘導薬にボセンタンを追加。CYP3A4の基質にリバーロキサバン、アピキサバン、エドキサバンを追加
(日本循環器学会/日本TDM学会 2016[9] より改変)

3.3
特殊病態

　腎障害患者での簡便な投与量調整法として，Giusti-Hayton
の方法がある（**図4**）[10]．ただし，これは初期投与量設定の目安
であり，投与を継続する場合は，血中濃度を測定して確認する
必要がある．

> ① 投与間隔を一定にして投与量を変更する場合
>   D'（腎障害患者での投与量）＝ D（常用量）× G
> ② 投与量を一定にして投与間隔を変更する場合
>   T'（腎障害患者での投与間隔）＝ T（通常の投与間隔）/ G
>
> $$G = 1 - fe \times (1 - CCr(P)/CCr(N))$$
>
> G：補正係数
> fe：尿中未変化体排泄率
> CCr(P)：患者のクレアチニン・クリアランス（mL/分）
> CCr(N)：正常腎機能クレアチニン・クリアランス
> 　　　　（＝ 120 〜 130 mL/分，＊：Jaffe 法測定なら 100 mL/分）

図 4　腎障害時の薬剤投与設計式─Giusti-Hayton の方法

3.4
薬物血中濃度モニタリング

　抗不整脈薬には血中濃度‐反応に相関関係が認められ，かつ
治療域が狭いため，薬物血中濃度モニタリングが重要となる．
抗不整脈薬のおもな消失経路と薬物の体内動態パラメータを**表
5**に示す[9]．

表5　抗不整脈薬のおもな消失経路と薬物の体内動態パラメータ

一般名	分布容積 (L/kg)	蛋白結合率 (%)	主要消失経路	代謝の比率 (%)	主代謝酵素 CYP	尿中未変化体排泄率 (%)	消失半減期 (時)	参考血中濃度治療域 (μg/mL)
アミオダロン*1,*2	106	96	肝	100	3A4, 2C8	<1	14~107日*4	0.5~2 (?)
ニフェカラント	0.14	90	肝	90~	抱合	28~31	1~2	*5
リドカイン*1,*2	1~2	70	肝	95~	3A4	<10	1~3	2~5
キニジン	3	80~90	肝	70~90	3A4	20	6~8	2~5
アプリンジン*2	3	95~98	肝	100	2D6	<1	1~2日	0.25~1
プロパフェノン*1,*2	3.7	75~88	肝	90~	2D6	3	3~5	0.05~1(?)
ベプリジル*2	8	99	肝	95~	2D6	<1	80	0.2~0.8
メキシレチン	5~12	70	肝/腎	90~	2D6, 1A2	6	10	0.5~2.0
ジソピラミド	0.6	20~75	肝/腎	40~50	3A4	48	5~9	2~5
フレカイニド	7~10	60	肝/腎	60	2D6	40	11~15	0.2~1
プロカインアミド*2	1.7~2.4	15	肝/腎	40~50	NAT*3	60	2~3	4~10
ピルメノール	1~1.5	80	肝/腎	35	3A4 (?)	20~30	7~10	0.4~(?)
シベンゾリン	7	70	腎	35	2D6	55~62	5~6	0.2~0.8
ピルジカイニド	1.5	35	腎	10	—	75~86	4~5	0.2~0.9
ソタロール	1.2~2.4	10	腎	0	—	75	7~11	*6

*1：活性代謝物あり. *2：非線形. *3：N-アセチル化転移酵素. *4：単回投与時は約13時間. *5：コマーシャルベースでは測定されていない. *6：日本人 (成人) 用量での定まった値はまだない.
ニフェカラント以外の上記薬物はすべて特定薬剤治療管理料を算定できる
(日本循環器学会/日本TDM学会. 2016[9] より)

4.
薬物の副作用とその対策
（薬剤性QT延長症候群を除く）

抗不整脈薬の使用によりさまざまな副作用を生じることが知られており，予想される副作用について十分理解しておくことが重要となる（**表6**）.

表6　抗不整脈薬の副作用

心臓性副作用		
陰性変力作用		I群薬，II群薬，IV群薬
催不整脈作用	突然死	陳旧性心筋梗塞ではIC群薬で突然死増加
	心房粗動	IC群薬で心房細動が心房粗動に移行．抗コリン作用を持つI群薬（シベンゾリン，ジソピラミドなど）で1:1伝導の心房粗動誘発
	ブルガダ症候群	I群薬でブルガダ症候群の顕在化と心室細動誘発
	ペースメーカ不全	I群薬
	除細動閾値上昇	I群薬，アミオダロン（高用量）
	除細動閾値低下	III群薬
	QT延長（TdP）	IA群薬，III群薬，ベプリジル
	徐脈性不整脈	II群薬，III群薬（アミオダロンとソタロール），IV群薬
	ジギタリス中毒	徐脈性不整脈，頻脈性不整脈誘発
心外性副作用		
	前立腺肥大症	抗コリン作用を持つI群薬で悪化（尿閉）
	緑内障	閉塞隅角緑内障では抗コリン作用を持つI群薬で緑内障発作

心外性副作用 (続き)		
	気管支喘息	アデノシン製剤 (ATP), 非選択性 β 受容体遮断作用薬
	下肢浮腫	IV 群薬
	全身倦怠, 睡眠障害, うつ傾向, 間欠性跛行	II 群薬
	低血糖	ジソピラミド, シベンゾリン
	甲状腺機能障害	アミオダロン
	肺合併症	アミオダロン, ベプリジル
	肝障害	アミオダロン
	眼合併症 (視神経炎)	アミオダロン
	皮膚合併症 (日光過敏症)	アミオダロン
	消化器症状	キニジン

第2章　徐脈性不整脈

第1度房室ブロック，運動選手や夜間睡眠中にみられる洞徐脈や第2度房室ブロック（ウェンケバッハ型）などの無症候性の徐脈に治療適応はない．徐脈に伴う症状を有する場合はペースメーカの植込みが第1選択となる．

薬剤や高K血症など可逆性の原因があれば，原因そのものへの対処と，適宜一時的ペーシングを行う（**表7**）[11-20]．

表7　徐脈性不整脈に対する薬物治療の推奨とエビデンスレベル

	推奨クラス	エビデンスレベル	Minds推奨グレード	Mindsエビデンス分類
ペースメーカ治療までの橋渡し治療としての交感神経作動薬，あるいはアトロピンの静脈内投与	IIa	C	B	V
ペースメーカ植込み術を施行できない症候性の洞不全症候群・房室ブロックに対するテオフィリン*あるいはシロスタゾール*の経口投与[11-16]	IIa	C	B	IVb
下壁心筋梗塞の急性期・亜急性期に出現したアトロピン抵抗性の房室ブロックに対するテオフィリンの静脈内投与[17-20]	IIb	C	B	V

*：テオフィリン，シロスタゾールは徐脈性不整脈に対する保険適用は得られていない

第3章　期外収縮

1.
上室期外収縮

　心室期外収縮は無症状もしくは軽微な症状であれば，生活習慣の改善や軽い精神安定剤のみで経過をみることが多い．しかし，心室期外収縮が重篤な不整脈トリガーになる症例や[21]，また心室期外収縮の多い症例では心機能が低下することも報告されているため[22]，適宜，心室期外収縮のリスク評価を行う．

　上室期外収縮は治療の必要はない．上室期外収縮がQOLを損なうときは治療も考慮されるが，カフェイン・アルコール摂取などのライフスタイルの是正も重要となる（**表8**）[23]．

表8　上室期外収縮に対するライフスタイルと薬物治療の推奨とエビデンスレベル

	推奨クラス	エビデンスレベル	Minds推奨グレード	Mindsエビデンス分類
カフェイン・アルコール摂取を制限する	I	C	C1	VI
症候性上室期外収縮患者にβ遮断薬を使用する	IIa	C	C1	V
無症候性上室期外収縮患者に抗不整脈薬を使用する	IIb	C	C2	VI
心筋梗塞を合併する上室期外収縮患者にI群抗不整脈薬を使用する[23]	III	B	D	II

2.
心室期外収縮 [24-28] (表9) [24-29]

表9 心室期外収縮に対する薬物治療の推奨とエビデンスレベル

	推奨クラス	エビデンスレベル	Minds推奨グレード	Mindsエビデンス分類
器質的心疾患のない症候性心室期外収縮患者に対するQOL改善を目的としたβ遮断薬やCa拮抗薬の投与 [24,25]	IIa	B	B	II
心室期外収縮頻発による心筋症患者に症状や左室機能改善を目的としたβ遮断薬やアミオダロンの投与 [26-28]	IIa	B	B	III
心筋梗塞後の心室期外収縮患者に対してIA群，IC群抗不整脈薬の投与 [29]	III	B	D	II

第4章 発作性上室頻拍（房室回帰性頻拍・ 房室結節リエントリー性頻拍・ 特殊な発作性上室頻拍）

1.
narrow QRS tachycardia の薬物による 鑑別診断

　房室結節伝導を抑制する薬物の中でアデノシン三リン酸（ATP）は，narrow QRS tachycardia に対して停止させる作用とともに，心房頻拍や洞性頻脈との鑑別に用いられる（**表10**）[30, 31].

表10 narrow QRS tachycardia の薬物による鑑別診断の推奨と エビデンスレベル

	推奨 クラス	エビデンス レベル	Minds 推奨 グレード	Minds エビデンス 分類
上室頻拍の鑑別のために， ATP* を急速静注投与する [30, 31]	I	C	C1	VI

* : 保険適用外，喘息患者には禁忌

2.
発作の停止

血行動態が安定していれば，迷走神経刺激手技を行い，薬物としてはATP急速静注が第一に選択される（**図5**，**表11**）．

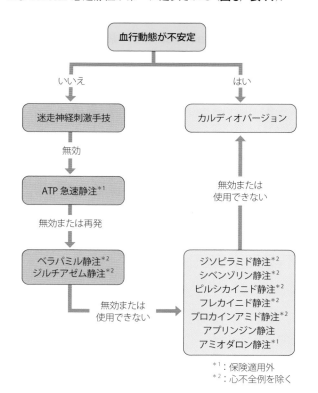

図5 narrow QRS を示す発作性上室頻拍停止のフローチャート

**表11　narrow QRS を示す発作性上室頻拍停止の推奨と
エビデンスレベル[*1]**

	推奨クラス	エビデンスレベル	Minds推奨グレード	Mindsエビデンス分類
迷走神経刺激手技	I	B	B	II
ATPの急速静注投与[*2]	I	A	A	I
血行動態が不安定，もしくは薬物治療に抵抗性を示す患者に対するカルディオバージョン	I	C	B	IVa
ベラパミルまたはジルチアゼムの静脈内投与[*3, *4]	IIa	A	B	I
上記薬剤が無効または使用できない患者に対するプロカインアミド，ジソピラミド[*4]，シベンゾリン[*4]，アプリンジン，ピルシカイニド[*4]，フレカイニド[*4]，アミオダロン[*2]の静脈内投与	IIb	C	C1	V
発作頻度が少ない患者に対する発作停止に有効であった抗不整脈薬の発作時頓服	IIb	C	C1	IVb

[*1]：wide QRSを示す発作性上室頻拍のうち，逆方向性房室回帰頻拍による場合は，ATP，ベラパミル，ジルチアゼム，β遮断薬は避け，プロカインアミド，フレカイニドなどのI群抗不整脈薬の投与を行う（推奨クラスIIa，エビデンスレベルC，Minds推奨グレードC1，Mindsエビデンス分類V）

[*2]：保険適用外

[*3]：洞調律時に顕性WPW症候群を認める場合は推奨クラスIIb

[*4]：心不全が疑われる場合は投与を避ける

3.
発作の予防

　発作の頻度が少なく持続時間が短い例では再発予防治療はかならずしも必要ではない[32]. 発作予防が必要な場合は, カテーテルアブレーションにより高い有効性 ($\geqq 90\%$) と安全性をもって根治が可能であり, 患者が希望すれば第1に勧められる[33, 34]. アブレーションを希望しない例やアブレーションが不成功に終わった例では薬物による再発予防を行う. 根治療法を望まない場合, 心機能・副伝導路の有無により薬剤を選択する (**図6**, **表12**).

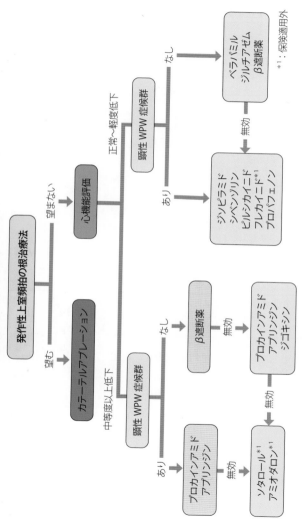

図6　発作性上室頻拍予防のフローチャート

発作性上室頻拍の根治療法

望む　→　カテーテルアブレーション

望まない　→　心機能評価

心機能評価　中等度以上低下　→　顕性WPW症候群

あり　→　プロカインアミド　アプリンジン　→（無効）→　ソタロール*¹　アミオダロン*¹

なし　→　β遮断薬　→（無効）→　プロカインアミド　アプリンジン　ジゴキシン

心機能評価　正常～軽度低下　→　顕性WPW症候群

あり　→　ジソピラミド　シベンゾリン　ピルシカイニド*¹　フレカイニド　プロパフェノン

なし　→　ベラパミル　ジルチアゼム　β遮断薬　→（無効）→　ジソピラミド　シベンゾリン　ピルシカイニド*¹　フレカイニド　プロパフェノン

*¹：保険適用外

表12 発作性上室頻拍の予防の推奨とエビデンスレベル

	推奨クラス	エビデンスレベル	Minds推奨グレード	Minds エビデンス分類
高周波カテーテルアブレーション	I	B	A	II
顕性（間欠性含む）WPW症候群以外の患者に対するベラパミル*1，ジルチアゼム*1，β遮断薬内服	I	A	A	I
クラスIの治療が無効または行えない患者（顕性WPW症候群など）に対するフレカイニド*1, *2，プロパフェノン*1内服	IIa	B	B	II
クラスIの治療が無効または行えない患者（顕性WPW症候群など）に対するプロカインアミド，ジソピラミド*1，シベンゾリン*1，アプリンジン，ピルシカイニド*1内服	IIa	C	C1	V
上記の治療が無効または行えない患者に対するソタロール*3内服	IIb	B	C1	II
上記の治療が無効または行えない患者に対するアミオダロン*3内服	IIb	C	C1	IVa
顕性WPW症候群以外の患者に対するジゴキシン投与	IIb	B	C1	II

*1：中等度以上の心機能例を除く，*2：成人は保険適用外，*3：保険適用外

第5章　心房細動

1.
病態生理とリスク評価

　肺静脈を含む心房においては，トリガー（心房細動の引き金となる期外収縮）となる異常興奮（自動能/自動興奮）の発生と，リエントリーが成立するための不整脈基質の形成が，心房細動の発症・維持の病態である．不整脈基質の形成には，危険因子による心房リモデリングと心房細動そのものによる心房リモデリングの2つがあり，心房リモデリングを惹起する危険因子として，**図7**に示すように高血圧・肥満・糖尿病や睡眠呼吸障害の合併が臨床上重要となる[35]．

　心房細動に関連する修正可能な臨床的危険因子に対処することは，心房細動の長期的な発症リスクを低下させるか，または発症を遅らせる可能性がある（**表13**）．

表13　心房細動リスクの評価の推奨とエビデンスレベル

	推奨クラス	エビデンスレベル	Minds推奨グレード	Mindsエビデンス分類
年齢，性別，高血圧，心不全，冠動脈疾患，心臓弁膜症，糖尿病，肥満，睡眠呼吸障害，尿酸，喫煙，アルコール消費，リスクスコア，遺伝的素因を評価する	IIa	B	B	IVa

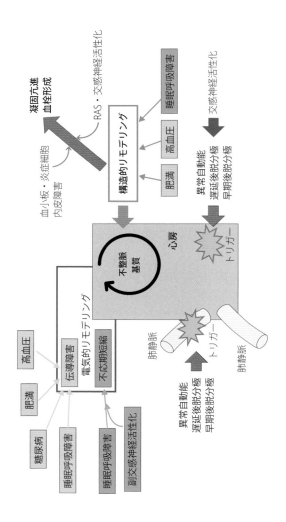

図7　心房細動の病態生理－心房リモデリングと血栓形成

2.
診断および治療の基本方針

2.1
分類（図8 [36, 37]，表14 [36, 37]）

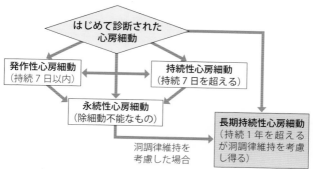

図8 心房細動の分類
（Fuster V, et al. 2011 [36]，Fuster V, et al. 2006 [37] を参考に作図）

表14 心房細動の病型と定義

病型	定義
はじめて診断された心房細動 （first diagnosed）	過去に診断されたことがない心房細動．はじめて心電図で確認されたもの
発作性心房細動 （paroxysmal）	治療の有無にかかわらず7日以内に洞調律に復する心房細動
持続性心房細動 （persistent）	持続が7日を超える心房細動
長期持続性心房細動 （long-standing persistent）	1年以上継続している心房細動．洞調律維持療法を考慮し得るもの
永続性心房細動 （permanent）	洞調律維持療法を考慮しえない心房細動．除細動不可能なもの

（Fuster V, et al. 2011 [36]，Fuster V, et al. 2000 [37]を参考に作表）

2.2
自覚症状，潜因性脳梗塞，塞栓源不明脳塞栓症（表15, 16[38]）

　潜因性脳卒中，より正確にいえば潜因性脳梗塞の多くが未検出の塞栓源疾患からの脳塞栓症と推測されることから，2014年に塞栓源不明脳塞栓症（ESUS）という疾患概念が提唱された[39]．1）頭部CTまたはMRIで診断された脳卒中がラクナ梗塞ではない，2）虚血領域の頭蓋内外動脈に50%以上の狭窄がない，3）高リスクの心内塞栓源がない，4）その他の特殊な脳卒中の原因がない（血管炎，解離，片頭痛/血管痙攣，薬物中毒など）場合をESUSとしている．

**表15　心房細動に関連する自覚症状の評価法の推奨と
　　　　エビデンスレベル**

	推奨クラス	エビデンスレベル	Minds推奨グレード	Mindsエビデンス分類
心房細動に関連する自覚症状の評価において，modified EHRAスケールを使用する	IIa	C	B	IVa

表16　心房細動による自覚症状（modified EHRA スコア）

modified EHRAスコア	症状	説明
1	なし (none)	
2a	軽度 (mild)	症状はあるものの日常生活に支障はなく，症状が気にならない
2b	中等度 (moderate)	症状があり，日常生活に支障はないものの，症状が気になり困っている
3	重度 (severe)	症状が強く，日常生活に支障をきたしている
4	強い障害 (disabling)	症状が非常に強く，日常生活が続けられない

下線部は当初のEHRAスコアからの変更点を示す
（Wynn GJ, et al. 2014[38]より）

2.3
検出

脳梗塞をきたした患者においては，入院後の12誘導心電図やモニター心電図で心房細動の存在が明らかになることが少なくない．2016年からわが国においても潜因性脳梗塞の診断（心房細動の検出）に植込み型心電計が保険適用となった（**表17**，**図9**[40]）．

表 17　心房細動の検出における推奨とエビデンスレベル

	推奨クラス	エビデンスレベル	Minds推奨グレード	Mindsエビデンス分類
65歳以上の高齢者における定期的な検脈および心電図検査	I	A	A	I
脳梗塞／一過性脳虚血発作（TIA）既往患者における短時間心電図記録とその後の長期間心電図モニター（72時間以上，体外式）	I	B	B	IVa
75歳以上の高齢者および脳梗塞高リスク患者の系統的な心電図スクリーニング	IIa	B	B	IVa
潜因性脳梗塞患者への非侵襲的長時間心電モニターまたは植込み型心電計	IIa	B	B	II
デバイス植込み患者における高頻度心房興奮（AHRE）の確認 AHREが検出された場合は心電図で心房細動の有無を確認し，心房細動と診断された場合，脳卒中リスクに応じて治療開始	I	B	B	IVa

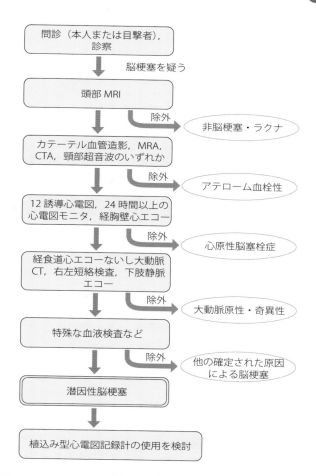

図9　植込み型心電図記録計での検査の適応となり得る潜因性脳梗塞の診断基準

(日本脳卒中学会脳卒中医療向上・社会保険委員会潜因性脳梗塞患者手引き作成部会. 2016[40]) より)

2.4
包括的管理

　心房細動の診断には，心電図で心房細動が記録されることが必須である．ほぼすべての心房細動患者は継続的なフォローアップを要する（**表18**）．

　心房細動に対する治療法には，薬物治療とカテーテルアブレーションがある．薬物治療が優先されるが，カテーテルアブレーションの適応となる患者においては積極的に考慮してもよい．心房細動に対する薬物治療としては，まずは抗凝固療法を考慮する．次のステップとして，以前は洞調律維持療法と心拍数調節療法が同列で推奨されていたが，近年では心拍数調節療法のほうが洞調律維持療法よりも優先順位が高くなっている（**表19**[41]）．

　心房細動の臨床的問題点[41]としては，次のイベントがあげられる．

1）死亡
　死亡率上昇（特に突然死，心不全，脳卒中による心血管死）．

2）脳梗塞
　全脳梗塞の20〜30%が心房細動による．潜在性の発作性心房細動からの脳梗塞診断例が増加している．

3）入院
　心房細動患者の10〜40%が毎年入院している．

4）QOL
　他の心血管疾患とは関わりなく，心房細動患者のQOLは低下する．

5）左室機能障害と心不全
　全心房細動患者の20〜30%に左室機能障害が認められる．多くの心房細動患者で左室機能障害が引き起こされるか，または増悪する．一方で，長期に持続する心房細動にもかかわらず，左室機能が完全に保持される患者もいる．

6) 認知機能低下 / 血管性認知症

　たとえ抗凝固療法を行っていても認知機能低下や血管性認知症が生じうる．心房細動患者では非心房細動患者にくらべ白色病変が多く認められる．

**表18　心房細動患者の診断と評価法における推奨と
エビデンスレベル**

	推奨クラス	エビデンスレベル	Minds推奨グレード	Mindsエビデンス分類
心房細動診断のための心房細動時の心電図の記録	I	C	A	VI
心房細動患者における心血管系全般評価（病歴，臨床検査，併存疾患）	I	C	A	VI
管理・治療方針決定のための経胸壁心エコー図検査	I	C	A	VI
心拍数調節の正確な評価を目的とした長時間心電図モニター	IIa	C	B	VI

表19 心房細動に対する5段階の治療ステップ

ステップ	内容	目的	患者にとっての利点
第1：急性期の管理	洞調律維持 心拍数調節	血行動態の安定化	QOL 自立的社会的機能改善 生命予後改善
第2：増悪因子の管理	生活習慣改善 基礎心疾患の治療	心血管病リスクの減少	QOL 自立的社会的機能改善 生命予後改善
第3：脳梗塞リスクの評価	高リスク患者への抗凝固療法	脳梗塞予防	QOL 自立的社会的機能改善 生命予後改善
第4：心拍数の評価	適切な心拍数調節	症状改善 左室機能維持	QOL 自立的社会的機能改善 生命予後改善
第5：症状の評価	抗不整脈薬 電気的除細動 カテーテルアブレーション 外科治療（メイズ手術）	症状改善	QOL 自立的社会的機能改善 生命予後改善（心不全合併患者に対するカテーテルアブレーション）

(Kirchhof P, et al. 2016[41] を参考に作表)

2.5
併存疾患の管理 (表20, 21, 22)

表20 肥満を合併した心房細動患者における管理の推奨と
エビデンスレベル

	推奨クラス	エビデンスレベル	Minds推奨グレード	Mindsエビデンス分類
心房細動の負担および症状を減少させるための体重減量および他の危険因子の管理	IIa	B	A	II

表21 OSAを合併した心房細動患者における管理の推奨と
エビデンスレベル

	推奨クラス	エビデンスレベル	Minds推奨グレード	Mindsエビデンス分類
OSAの臨床症状聞き取り	I	A	A	I
心房細動再発および心房細動治療効果の改善を目的としたOSAの治療	IIa	B	B	II

表22 CKDを合併した心房細動患者における管理の推奨と
エビデンスレベル

	推奨クラス	エビデンスレベル	Minds推奨グレード	Mindsエビデンス分類
CKD検出, 心房細動治療薬の用量決定のため血清クレアチニンおよびCCr算出	I	A	A	II

3.
抗凝固療法

3.1
リスク評価 （表23，図11）

表 23　心房細動リスク評価のための推奨とエビデンスレベル

	推奨クラス	エビデンスレベル	Minds推奨グレード	Mindsエビデンス分類
心房細動患者における心原性塞栓症のリスク評価				
CHADS₂スコアを用いる	I	B	B	IVa
CHA₂DS₂-VAScスコアを用いる	IIa	B	B	IVa
CHA₂DS₂-VAScスコアから女性を除いた CHA₂DS₂-VAスコアを用いる	IIa	B	B	IVa
低リスク例の検出にCHA₂DS₂-VAScスコアを用いる	IIa	B	B	IVa
その他の危険因子*¹を考慮する	IIb	B	C1	IVa
心房細動患者における出血性合併症のリスク評価				
HAS-BLEDスコアを用いる	I	B	B	IVa
注目される重大な出血関連因子*²を考慮する	I	B	B	II

*¹: 心筋梗，年齢（65〜74歳），血管疾患（心筋梗塞の既往，大動脈プラーク，末梢動脈疾患），持続性心房細動，低体重（≦50 kg），腎機能障害，左房径（>45 mm）
*²: 高齢（≧75歳），低体重（≦50 kg），腎機能障害，抗血小板薬の併用，管理不良な高血圧

3.1.1
心原性塞栓症のリスク評価

　心房細動治療（薬物）ガイドライン（2013年改訂版）では[42]，そのリスク評価にCHADS$_2$スコア（**表24**）[43]を採用しており，

表24　CHADS$_2$スコア

頭文字	危険因子		点数
C	Congestive heart failure	心不全	1
H	Hypertension	高血圧（治療中も含む）	1
A	Age	年齢（75歳以上）	1
D	Diabetes mellitus	糖尿病	1
S$_2$	Stroke/TIA	脳卒中/TIAの既往	2

最大スコア：6
（Gage BF, et al. 2001[43]より作表）

表25　CHA$_2$DS$_2$-VASc スコア

頭文字	危険因子		点数
C	Congestive heart failure/ Left ventricular dysfunction	心不全/左心室機能不全	1
H	Hypertension	高血圧	1
A$_2$	Age ≧ 75 y	年齢（75歳以上）	2
D	Diabetes mellitus	糖尿病	1
S$_2$	Stroke/TIA/TE	脳卒中/TIA/血栓塞栓症の既往	2
V	Vascular disease (prior myocardial infarction, peripheral artery disease, or aortic plaque)	血管疾患（心筋梗塞の既往，末梢動脈疾患，大動脈プラーク）	1
A	Age 65-74 y	年齢（65～74歳）	1
Sc	Sex category (i.e. female gender)	性別（女性）	1

最大スコア：9
（Lip GY, et al. 2010[45]より）

本改訂版でもこれを踏襲した.

　欧州では,2012年にアップデートされた欧州心臓病学会 (ESC) のガイドライン[44]で CHA2DS2-VASc スコア (**表25**)[45] が採用された.

　CHADS2 スコアの検証 (validation) は,米国メディケア加入者の National Registry of AF (NRAF) から,退院時にワルファリン投与がない慢性心房細動1,733人を対象に実施された (**図10A**)[43]. しかし,わが国の心房細動レジストリー研究の統合解析[46]における抗凝固療法未施行例の年間脳梗塞発症率 (**図10B**)[46]は上述の報告[43]や海外の他の報告より明らかに低かった.CHADS2 スコアは5つの因子から構成されているが,わが国の心房細動レジストリー研究の統合解析では,抗凝固療法未施行例の虚血性脳卒中のリスクは,年齢 (≧75歳),高血圧,および脳卒中/TIA の既往の3項目のみが有意な因子として

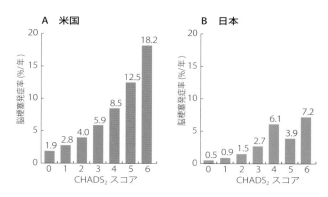

図10　CHADS2 スコア別脳梗塞発症率
A：米国メディケア加入者の心房細動レジストリ (NRAF) で退院時にワルファリン投与がない心房細動患者
　　（Gage BF, et al. 2001[43] より作図）
B：日本人の抗凝固療法未施行例 (J-RHYTHM Registry, Fushimi AF Registry, Shinken Database の統合解析）
　　（Suzuki S, et al. 2015[46] より作図）

**表26　抗凝固療法未施行例の脳梗塞に対する各因子のハザード比
（国内レジストリーの統合解析）**

因子	ハザード比 (95%信頼区間)
年齢 　＜65歳 　65〜74歳 　**≧75歳**	参照 1.12 (0.53〜2.37) **2.31 (1.18〜4.52)**
女性	1.07 (0.65〜1.76)
高血圧	**1.69 (1.01〜2.86)**
糖尿病	1.18 (0.64〜2.15)
脳梗塞またはTIA	**3.25 (1.86〜5.67)**
心不全	0.86 (0.45〜1.65)
冠動脈疾患	0.52 (0.22〜1.26)
抗血小板薬使用	1.42 (0.86〜2.32)

Cox比例ハザードモデル
対象：国内の代表的な3つの心房細動レジストリー研究（J-RHYTHM Registry, Fushimi AF Registry, Shinken Database）の統合解析における抗凝固療法未施行例（3,588人）
（Suzuki S, et al. 2015[46])より）

検出され，心不全，糖尿病は有意な因子ではなかった（**表26**）[46]．また，CHADS$_2$スコアに含まれない因子に関しても，わが国の心房細動レジストリー研究のサブ解析から報告されている（**表27**）[47-54]．

3.1.2
出血のリスク評価

　HAS-BLEDスコア別の補正年間大出血発症率は0点から5点以上の群の順に，1.13%，1.02%，1.88%，3.74%，8.70%，12.50%であり[55]，3点以上を高リスクとする（**表28**）[55]．

**表 27　CHADS₂ スコアに含まれない因子の血栓塞栓症に対する
リスク**

CHADS₂スコアに含まれない因子	J-RHYTHM Registry	Fushimi AF Registry
性別	男性（vs. 女性）[48] OR 1.24（95％CI 0.83〜1.86）	女性（vs. 男性）[49] HR 0.74（95％CI 0.54〜1.00）
左房径	未評価	左房径＞45 mm（vs. ≦45 mm）[47] HR 1.74（95％CI 1.25〜2.42）
体重またはBMI	BMI＜18.5 kg/m²（vs.18.5〜24.9 kg/m²）[53] HR 1.22（95％CI 0.63〜2.38）	**体重≦50 kg（vs.＞50 kg）[51] HR 2.13（95％CI 1.39〜3.27）**
腎機能障害	CCr＜30 mL/分（vs. ≧80 mL/分）[54] HR 1.69（95％CI 0.62〜4.62）	**CCr＜30 mL/分（vs. ≧50 mL/分）[52] HR 1.68（95％CI 1.04〜2.65）**
心房細動の病型	永続性（vs. 発作性）[53] HR 1.007（95％CI 0.955〜1.061）	発作性（vs. 持続性）[50] HR 0.51（95％CI 0.30〜0.88）

OR：オッズ比，HR：ハザード比，CI：信頼区間

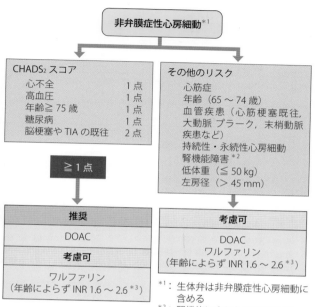

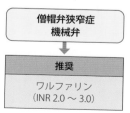

*1: 生体弁は非弁膜症性心房細動に含める

*2: 腎機能に応じた抗凝固療法については，3.2 どの DOAC を用いるかの選択および**表 32** を参照

*3: 非弁膜症性心房細動に対するワルファリンの INR 1.6〜2.6 の管理目標については，なるべく 2 に近づけるようにする．脳梗塞既往を有する二次予防の患者や高リスク（CHADS₂ スコア 3 点以上）の患者に対するワルファリン療法では，年齢 70 歳未満では INR 2.0〜3.0 を考慮

図 11　心房細動における抗凝固療法の推奨

表28 HAS-BLED スコア

頭文字	危険因子		点数
H	Hypertension	高血圧（収縮期血圧 >160 mmHg）	1
A	Abnormal renal and liver function（1 point each）	腎機能障害・肝機能障害（各1点）[*1]	1 or 2
S	Stroke	脳卒中	1
B	Bleeding	出血[*2]	1
L	Labile INRs	不安定な国際標準比（INR）[*3]	1
E	Elderly（>65 y）	高齢者（>65歳）	1
D	Drugs or alcohol（1 point each）	薬剤，アルコール（各1点）[*4]	1 or 2

[*1]：腎機能障害（慢性透析，腎移植，血清クレアチニン200 μmol/L [2.26 mg/dL]），肝機能障害（慢性肝障害［肝硬変など］または検査値異常［ビリルビン値＞正常上限×2倍，AST/ALT/ALP＞正常上限×3倍]）
[*2]：出血歴，出血傾向（出血素因，貧血など）
[*3]：不安定なINR，高値またはINR至適範囲内時間（TTR）＜60%
[*4]：抗血小板薬，消炎鎮痛薬の併用，アルコール依存症
最大スコア：9
（Pisters R, et al. 2010[55] より）

3.2

DOAC とワルファリン（表29[41, 56-82]，30）

　重度の腎機能障害を認める患者に対しては，DOACは禁忌となる（ダビガトランではCCr＜30 mL/分，リバーロキサバン，アピキサバン，エドキサバンではCCr＜15 mL/分）ため[57-60]（**表31**）．CCr＜15 mL/分では選択可能な抗凝固薬はワルファリンのみとなる．ただし，ワルファリンは重度の肝障害時だけでなく，重度の腎障害がある場合にも，薬剤排泄の遅延による出血リスクの増大が懸念され，添付文書上はワルファリン投与が原則禁忌となっている点に注意を要する[83]．

表29　心房細動に対する抗凝固療法の推奨とエビデンスレベル

	推奨クラス	エビデンスレベル	Minds推奨グレード	Mindsエビデンス分類
DOACまたはワルファリンの選択				
中等度から重度の僧帽弁狭窄症を伴う心房細動の脳梗塞予防としてワルファリンを用いる[57-60, 62]	I	B	A	IVa
機械弁置換術後の心房細動患者の脳梗塞予防にワルファリンを用いる[56-60, 62]	I	B	A	II
DOACを使用可能な心房細動患者の脳梗塞予防を新規に開始する際には，ワルファリンよりもDOACを用いる[57, 60, 62, 63]	I	A	A	I
ワルファリンを用いる際にはTTRをなるべく高く保つ*[64-68]	I	A	A	II

**表 29　心房細動に対する抗凝固療法の推奨と
　　　　 エビデンスレベル（続き）**

	推奨クラス	エビデンスレベル	Minds推奨グレード	Minds エビデンス分類
ワルファリン投与中の患者がアドヒアランス良好であるにもかかわらずTTRが不良である場合，あるいは，DOACを希望する場合（ただしDOACが禁忌でない場合）にDOACへの変更を考慮する [57, 59, 62, 63, 69]	IIa	A	A	II
DOACの選択				
出血リスクの高い患者に対しては大規模臨床試験において大出血発生率が低いDOAC（アピキサバン，ダビガトラン110 mg，1日2回，エドキサバン）を用いる [63, 70-72]	IIa	A	B	II
ワルファリン投与中の凝固マーカー測定				
脳梗塞既往のない一次予防で，かつ比較的低リスク（たとえばCHADS2スコア2点以下）の患者に対するワルファリン療法では，年齢によらずINR 1.6〜2.6で管理する [73-75]	IIa	B	B	IVa
脳梗塞既往を有する二次予防の患者や高リスク（たとえばCHADS2スコア3点以上，がん患者など）の患者に対するワルファリン療法では，年齢70歳以上では1.6〜2.6，年齢70歳未満では2.0〜3.0で管理する．ただし，年齢70歳以上でも出血リスクを勘案しつつ，なるべくINR 2.0以上で管理する [76-78]	IIa	B	B	IVa

	推奨クラス	エビデンスレベル	Minds推奨グレード	Mindsエビデンス分類
DOAC投与前後の凝固検査				
DOAC投与適否の判断，用量設定の判断のためにCCr（アピキサバンの用量設定では血清クレアチニン，体重，年齢）を確認する [70-72]	I	A	B	II
血液疾患（血友病）や凝固系に異常をきたしやすい患者背景（血液型O型など）を考慮して，DOAC開始前に凝固検査（PT，APTTなど）の確認を行う [79, 80]	IIa	C	B	IVa
DOAC開始後，少なくとも年に1回の採血検査（腎機能，肝機能，ヘモグロビンなど）を行う [41, 61, 81]	IIa	C	B	V
DOAC開始後，75歳以上の患者，あるいはフレイル患者では，少なくとも6ヵ月に1回の採血検査（腎機能，肝機能，ヘモグロビンなど）を行う [61]	IIa	C	C1	VI
DOAC開始後，CCr＜60 mL/分の患者では，少なくともXヵ月（X＝CCr/10）に1回の採血検査（腎機能，肝機能，ヘモグロビンなど）を行う [61]	IIa	C	C1	VI

* : 予後改善の観点からはTTR 60％以上，DOACと同等以上の医療効果を得る観点からはTTR 65〜90％以上（比較対象のDOACにより異なる）との報告 [82] もあるが，これらはTTR 100％を目指した結果の最低限の許容範囲の目安と考えるべきである.

表 30 非弁膜症性心房細動の腎機能に応じた抗凝固療法

		正常腎機能～中等度腎機能障害 (CCr ≧ 30 mL/分)	重度腎機能障害 (CCr < 30 mL/分)		維持透析導入後
			(15 ≦ CCr < 30)	(CCr < 15)	
DOAC	ダビガトラン	投与可能	禁忌	禁忌	禁忌
	リバーロキサバン	投与可能	投与可能	禁忌	禁忌
	アピキサバン	投与可能	投与可能	禁忌	禁忌
	エドキサバン	投与可能	投与可能	禁忌	禁忌
ワルファリン		投与可能	投与可能	投与可能	原則禁忌

表 31　非弁膜症性心房細動に対する DOAC の用法・用量設定基準

	ダビガトラン	リバーロキサバン	アピキサバン	エドキサバン
用法・用量	150 mg 1 日 2 回	15 mg 1 日 1 回	5 mg 1 日 2 回	60 mg 1 日 1 回
減量用法・用量	110 mg 1 日 2 回	10 mg 1 日 1 回	2.5 mg 1 日 2 回	30 mg 1 日 1 回
減量基準	・CCr<50 mL/分 ・P糖蛋白阻害薬 ・年齢≧70歳 ・消化管出血既往 (ダビガトランでは 減量考慮基準)	CCr<50 mL/分	以下の2つ以上に該当： ・血清Cr≧1.5 mg/dL ・年齢≧80歳 ・体重≦60 kg	以下のいずれかに 該当： ・CCr<50 mL/分 ・P糖蛋白阻害薬 ・体重≦60 kg
腎機能低下による禁忌	CCr<30 mL/分	CCr<15 mL/分	CCr<15 mL/分	CCr<15 mL/分

3.2.1
弁膜疾患の場合

　人工弁置換術後（機械弁）やリウマチ性僧帽弁狭窄症などの弁膜症性心房細動については，現時点ではDOACの適応はなく，ワルファリンの使用のみが推奨される[57-60]．一方，生体弁置換術後については本ガイドラインでは非弁膜症性として扱うが，術後3ヵ月間は洞調律患者でもワルファリンコントロールが推奨されており[84]，この期間におけるDOACのエビデンスはない．したがって，現時点では生体弁術後3ヵ月間はワルファリン，それ以降はDOACへの切り替えが可能と考えられる．

3.2.2
DOAC投与中の凝固検査

　実臨床の心房細動患者に対して測定されたピークとトラフのDOAC血中濃度の90％区間を**表32**[61, 85-88]に示す．この90％区間を「on therapy range」とよび，至適血中濃度の目安にしようとする考え方がある[89, 90]．この90％区間を上回る血中濃度では，出血リスクが高まる可能性がある[91, 92]．

表32　DOACの平均的血中濃度と凝固検査の反応

	ダビガトラン[85]	リバーロキサバン[86]	アピキサバン[87]	エドキサバン[88]
心房細動患者におけるDOAC投与下血中濃度90%区間（ダビガトランに対してはdTT/ECA、Xa阻害薬に対して抗Xa活性）				
通常用量に対するピーク血中濃度90%区間（ng/mL）	64~443	78.9~585.1	91~321	49.4~345.3
通常用量に対するトラフ血中濃度90%区間（ng/mL）	31~225	2.5~128.7	42~230	4.8~40.7
凝固検査に対するDOACの影響				
PT	+	+++	+	++
APTT	+++	+	+	+

(Steffel J, et al. 2018[61], van Ryn J, et al. 2010[85], Suzuki S, et al. 2017[86], Kowalsk K, et al. 2014[87], Suzuki S, et al. 2019[88]を参考に作表)

3.3
除細動時

　症例対照研究によれば除細動に伴う血栓塞栓のリスクは1〜5%と報告されている[93, 94]．心房細動・粗動の除細動に関する32の試験のメタ解析によると，塞栓症のイベントの98%は除細動後10日以内に生じている[95]．除細動後の抗血栓療法を4週間以上続けるかどうかについては，心房細動の再発（発作性，無症候性も含めて）と血栓塞栓のリスクを考慮して決めるべきである（**図12**）．心房粗動の洞調律化時にも脳梗塞や全身性塞栓

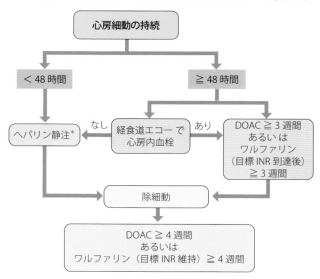

*：ヘパリン投与については，通常2,000〜5,000単位を静注する（ただし投与量についてのエビデンスレベルは低い）．
　　48時間以内の心房細動で除細動時に十分な経口抗凝固療法が行われていない場合，除細動後すみやかに抗凝固作用を発揮するDOACを原則として選択する

図12　除細動時の経口抗凝固療法の推奨期間

症の合併が報告されており[96,97]，心房細動と同様，洞調律化前後のワルファリンあるいはDOAC療法を行うべきである．

3.4
周術期（抜歯，消化管内視鏡，外科手術など）(表33，34)

表33　心房細動患者の抗凝固療法における出血リスクからみた観血的手技の分類

【出血低リスク手技】(原則として抗凝固薬の休薬不要)
・ 歯科手術 　　[抜歯，切開排膿，歯周外科手術，インプラントなど] ・ 白内障手術 ・ 通常消化管内視鏡 　　[上部・下部消化管内視鏡，カプセル内視鏡，内視鏡的逆行性膵胆管造影など] ・ 体表面手術 　　[膿瘍切開，皮膚科手術など] ・ 乳腺針生検，マンモトーム生検
【出血中リスク手技】(抗凝固薬の休薬を可能なら避ける)
・ 出血低危険度の消化管内視鏡 　　[バルーン内視鏡，膵管・胆管ステント留置，内視鏡的乳頭バルーン拡張術など] ・ 内視鏡的粘膜生検 ・ 経会陰前立腺生検 ・ 経尿道の手術 　　[膀胱生検，膀胱腫瘍切除術 (TUR-Bt)，前立腺レーザー手術，尿管砕石術など] ・ 経皮的腎瘻造設術 ・ 緑内障，硝子体手術 ・ 関節鏡視下手術 ・ 乳腺切除生検・良性腫瘍切除 ・ 耳科手術・鼻科手術・咽頭喉頭手術・頭頸部手術 ・ 心臓デバイス植込手術 ・ 血管造影，血管内手術 ・ 心臓電気生理学的検査，アブレーション (心房細動アブレーションは除く)

**表33 心房細動患者の抗凝固療法における出血リスクからみた
観血的手技の分類（続き）**

【出血高リスク手技】（原則として抗凝固薬の休薬が必要）
・ 出血高危険度の消化管内視鏡 　［ポリペクトミー，内視鏡下粘膜下層剥離術（ESD），内視鏡的 　十二指腸乳頭切除術，内視鏡的食道・胃静脈瘤治療，超音波内視 　鏡下穿刺吸引術（EUS-FNA）など］ ・ 気管支鏡下生検 ・ 硬膜外麻酔，脊髄くも膜下麻酔 ・ 開頭術・脊髄脊椎手術 ・ 頸動脈内膜剥離術 ・ 胸部外科手術（胸腔鏡を含む） ・ 腹部・骨盤内臓手術（腹腔鏡を含む） ・ 乳癌手術 ・ 整形外科手術 ・ 頭頸部癌再建手術 ・ 下肢動脈バイパス術 ・ 肝生検 ・ 腎生検 ・ 経直腸前立腺生検 ・ 経尿道的前立腺切除術（TUR-P） ・ 体外衝撃波結石破砕術（ESWL） ・ 経皮的腎砕石術
【出血・塞栓症高リスク手技】（抗凝固薬の継続ないし短期休薬）
・ 心房細動アブレーション

表34　心房細動患者における観血的手技施行時の抗凝固療法の推奨とエビデンスレベル

	推奨クラス	エビデンスレベル	Minds推奨グレード	Mindsエビデンス分類
出血低リスク手技での抗凝固薬継続	I	A	A	I
抜歯時の，至適治療域に管理されたワルファリン継続	I	A	A	I
抜歯時のDOAC継続	IIa	C	C1	VI
出血中リスク手技での抗凝固薬継続	IIa	C	C1	VI
心臓デバイス植込手術時の，至適治療域に管理されたワルファリン継続	IIa	B	B	II
心臓デバイス植込手術時のDOAC継続	IIa	C	C1	IVa
出血低リスクまでの消化器内視鏡時の，至適治療域に管理されたワルファリン継続	IIa	B	C1	IVa
血中濃度がピークの時間帯を避けた出血低危険度までの消化器内視鏡時のDOAC継続	IIa	C	C1	IVa
出血が起こった場合に対処が困難な出血低・中リスク手技での抗凝固薬休薬	IIa	C	C1	VI
出血高リスク手技での抗凝固薬休薬	IIa	C	C1	VI
ワルファリン休薬時のヘパリン置換	IIb	B	C2	II

表 34 心房細動患者における観血的手技施行時の抗凝固療法の
推奨とエビデンスレベル（続き）

	推奨クラス	エビデンスレベル	Minds推奨グレード	Mindsエビデンス分類
DOAC休薬時のヘパリン置換	IIb	B	C2	IVa
出血高リスクの消化器内視鏡時のワルファリン休薬，もしくは至適治療域に管理されたワルファリン継続	IIa	C	C1	IVb
出血高リスクの消化器内視鏡時の，処置当日の朝DOAC休薬と翌朝からの再開	IIa	C	C1	VI
持続性心房細動や高リスク例（CHADS₂スコア2点以上）での心房細動アブレーション3週間以上前からの，ワルファリンあるいはDOAC継続	IIa	C	C1	VI
心房細動アブレーション施行時のワルファリンまたはダビガトラン継続	I	A	A	I
心房細動アブレーション施行時のリバーロキサバンまたはアピキサバンまたはエドキサバン継続	IIa	B	B	II
心房細動アブレーション施行直前のDOACの1〜2回の休薬	IIa	B	B	II

3.5
虚血性心疾患合併心房細動（図13，表35 [57-60, 98-115]）

本ガイドラインでは，**表36** [116]に示すような特に血栓リスクがきわめて高いと判断された患者に限り，3剤併用療法を医師の裁量で1〜3ヵ月まで延長可能とする [61, 117]．

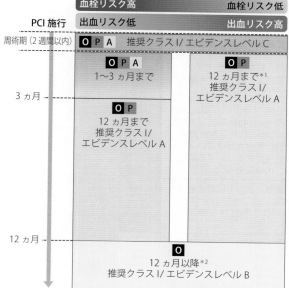

基本治療戦略

O：経口抗凝固薬　　P：P2Y₁₂ 受容体拮抗薬　　A：アスピリン

*1：出血リスクが非常に高い患者は，2剤併用療法の期間を6ヵ月に短縮することを考慮

*2：血栓リスクが非常に高い患者は，12ヵ月以上の抗凝固薬とアスピリンあるいはP2Y₁₂受容体拮抗薬の2剤併用療法の継続を考慮

図13　虚血性心疾患合併心房細動に対する抗血栓療法の推奨期間

表35 虚血性心疾患合併心房細動に対する抗血栓療法に関する
推奨とエビデンスレベル

	推奨クラス	エビデンスレベル	Minds推奨グレード	Mindsエビデンス分類
冠動脈ステント留置患者に対する周術期の抗凝固薬とアスピリンとP2Y$_{12}$受容体拮抗薬の3剤併用療法	I	C	B	IVa
抗血小板薬内服時のプロトンポンプ阻害薬の併用 [110-112]	I	B	B	II
冠動脈ステント留置患者に対する周術期（2週間以内）以降の，抗凝固薬とP2Y$_{12}$受容体拮抗薬との2剤併用療法 [99, 102-105, 108, 109]	I	A	A	I
慢性期（1年以降の）の心筋梗塞患者/冠動脈ステント留置患者/CABG施行患者および冠動脈行再建を受けていない冠動脈疾患患者に対する抗凝固薬[*1]の単剤投与 [100, 101, 106]	I	B	B	II
冠動脈ステント留置患者に対するワルファリンではなくDOACでの抗凝固療法 [57-60, 104, 113-115]	I	A	A	I
抗血小板薬併用の際の脳卒中予防効果が証明されている用量でのDOAC投与 [102-105]	IIa	A	B	II
抗血小板薬併用の際のワルファリンは，TTRを65%以上でINRを低め（2.0〜2.5）[*2]に設定 [102-105, 107]	IIb	C	C1	IVb
出血リスクが高い患者に対する1ヵ月以上の3剤併用療法 [98-106]	III	B	B	II

[*1]：エビデンスとして示されているのはリバーロキサバンのみ
[*2]：70歳以上はINR 1.6〜2.5

表36　血栓高リスクを有する患者の特徴

冠動脈ステント血栓症危険因子
・第1世代DES ・3本以上のステント留置 ・3病変以上の治療 ・分岐部病変2ステント ・総ステント長＞60 mm ・伏在静脈グラフトに対するステント ・抗血小板薬2剤併用下におけるステント血栓症の既往 ・小血管のステント留置

血栓イベント危険因子
・現在の喫煙習慣 ・PCI/CABGの既往 ・末梢血管疾患 ・心不全 ・高齢 ・貧血 ・心房細動

冠動脈ステント血栓症・血栓イベントリスクに共通する因子
・ACS ・慢性腎臓病（糸球体濾過量高度低下） ・慢性完全閉塞病変 ・糖尿病合併

（日本循環器学会. 2020[116]より作表）

3.6
出血時の対応（止血・中和薬など）

抗血栓療法中は一定の頻度で重篤な出血が起こり得ることと，

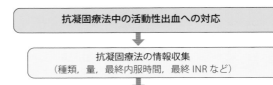

抗凝固療法中の活動性出血への対応

↓

抗凝固療法の情報収集
（種類，量，最終内服時間，最終 INR など）

↓

出血の評価
（循環動態の評価，血圧，血算，凝固検査，腎機能など）

↓

ワルファリン

経過観察 休薬・減量 （血栓塞栓症のリスクを説明） 重要臓器（脳や眼底など）の出血では，中等度 から重度に準じての対応を考慮	軽度
休薬 （血栓塞栓症のリスクを説明） **止血**（圧迫・外科・内視鏡処置など） **輸液**（必要時輸血） **出血性脳卒中時の十分な降圧** **中和**（通常は①＋③を考慮） 　①プロトロンビン複合体製剤 　②新鮮凍結血漿 　③ビタミン K	中等度から 重度

↓

抗凝固療法の適応がある場合，
可及的すみやかに再開

図 14　心房細動患者における抗凝固療法中の活動性出血への対応

抗血栓薬を併用するとそのリスクが高まることを認識するとともに，出血時の対応が求められる（**図14**，**表37**）.

	DOAC
軽度	**経過観察** **DOAC 1回もしくは1日分休薬** （血栓塞栓症のリスクを説明） 重要臓器（脳や眼底など）の出血では，中等度から重度に準じての対応を考慮
中等度から重度	**休薬** （血栓塞栓症のリスクを説明） **活性炭投与**（内服4時間以内） **止血**（圧迫・外科・内視鏡処置など） **輸液**（必要時輸血） **出血性脳卒中時の十分な降圧** **中和** 　ダビガトラン→イダルシズマブ 　Xa阻害薬→ andexanet alfa 　（2021年3月現在未承認） 　DOAC →プロトロンビン複合体製剤 / 遺伝子組換え第 VII 因子製剤（いずれも保険適用外）

表37 心房細動患者における抗凝固療法中の出血時の対応に関する
推奨とエビデンスレベル

	推奨クラス	エビデンスレベル	Minds推奨グレード	Mindsエビデンス分類
一般の救急処置	I	C	B	VI
出血性脳卒中時の十分な降圧	I	A	A	I
ワルファリン療法中の出血性合併症の重症度に応じたワルファリン減量〜中止と必要に応じたビタミンK投与	I	C	B	III
早急にワルファリンの効果を是正する必要がある場合のプロトロンビン複合体製剤の投与	I	A	B	II
早急にワルファリンの効果を是正する必要がある場合の新鮮凍結血漿の投与	I	B	B	III
ワルファリンの効果を是正する場合，プロトロンビン複合体製剤によって是正されたINRの再上昇を避けるための，プロトロンビン複合体製剤とビタミンK併用投与	I	B	B	III
ヘパリン投与中の出血性合併症の重症度に応じたヘパリン減量や中止，および硫酸プロタミンによる中和	I	C	B	III
止血が確認され，抗凝固薬再開の適応がある場合は，可及的すみやかな抗凝固療法の再開	I	C	B	V
早急にダビガトランの効果を是正する必要がある場合のイダルシズマブの投与	I	B	B	III

	推奨クラス	エビデンスレベル	Minds推奨グレード	Mindsエビデンス分類
DOAC療法中の出血性合併症の重症度に応じたDOACの中止と，適切な点滴で利尿による体外排出の促進	IIa	C	B	VI
早急にXa阻害薬の効果を是正する必要がある場合のandexanet alfa（2021年3月現在未承認）の投与*	IIa	C	B	III
INR 2.0未満で早急にワルファリンの効果を是正する必要がある場合のプロトロンビン複合体製剤の投与	IIa	C	B	V
早急にワルファリンの効果を是正する必要がある場合の遺伝子組み換え第VII因子製剤（保険適用外）の投与	IIb	C	C1	V
ダビガトラン投与中の透析	IIb	C	C1	V
早急にDOACの効果を是正する必要がある場合のプロトロンビン複合体製剤（保険適用外）や遺伝子組み換え第VII因子製剤（保険適用外）の投与	IIb	C	C1	V
DOAC内服後早期の出血時の胃洗浄や活性炭投与	IIb	C	C1	V

*：2021年3月現在未承認

4.
心拍数調節療法

　心拍数調節に使用される薬物のうち，β遮断薬には心筋の保護効果，生命予後の改善などの付加価値があり，交感神経の緊張緩和による症状の改善を期待できるため，欧米，わが国ともに第1選択薬になっている[118, 119]（**表38**，**図15**）．

表38　心房細動に対する心拍数調節療法の薬物治療の推奨と
**　　　　エビデンスレベル**

	推奨クラス	エビデンスレベル	Minds推奨グレード	Mindsエビデンス分類
β遮断薬				
心機能が低下（LVEF＜40%，ただし≧25%）した頻脈性心房細動に対する長期の経口薬（ビソプロロール，カルベジロール）を用いた心拍数調節	I	A	A	I
心機能が保たれた（LVEF≧40%）頻脈性心房細動に対する長期の経口薬を用いた心拍数調節	I	B	A	I
有症状の頻脈性心房細動に対する予後改善を目的とした長期の経口/貼付薬（ビソプロロール，カルベジロール）を用いての投与	IIa	B	A	I
心機能が低下（LVEF＜40%，ただし≧25%）した頻脈性心房細動に対する急性期のランジオロール静注薬を用いた心拍数調節（少量から開始し血行動態を観察しながら漸増）	IIa	B	B	II
無症候の心房細動患者に対する投与	IIb	C	D	VI

	推奨クラス	エビデンスレベル	Minds推奨グレード	Mindsエビデンス分類
頻脈を示さない心房細動患者に対する投与	III	B	D	VI
ジギタリス製剤				
心機能が低下した頻脈性心房細動に対する急性期の心拍数調節を目的としたβ遮断薬に追加しての投与	IIa	B	B	III
頻脈性心房細動患者に対する長年に渡る心拍数調節	III	C	D	II
非ジヒドロピリジン系Ca拮抗薬				
心機能が保たれている頻脈性心房細動に対する心拍数調節	I	B	A	I
心機能が低下した頻脈性心房細動に対する静注薬/経口薬（ベラパミル，ジルチアゼム）を用いての心拍数調節	III	C	D	V
アミオダロン				
心機能が低下した頻脈性心房細動に対する急性期の静注薬を用いての心拍数調節	IIb	C	C1	IVb

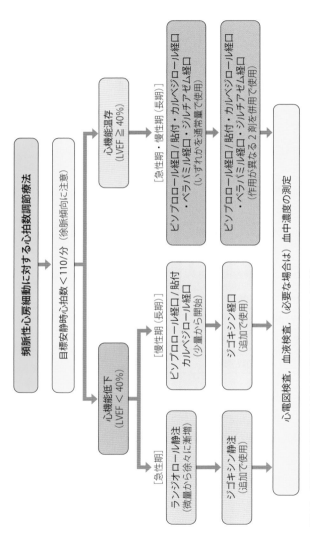

図15 頻脈性心房細動に対する心拍数調節療法の治療方針

5.
洞調律維持療法

5.1
心房細動の停止（除細動）

　心房細動の発生により急速に血行動態が破綻するなど緊急性の高い場合では，麻酔，呼吸管理下，QRS波同期下に100 J以上の電気エネルギーで直流除細動を試みるのが迅速でありかつ有効性が高い（**表39** [41, 42, 120]，**図16**）.

表39　心房細動に対する除細動の適応の推奨とエビデンスレベル

	推奨クラス	エビデンスレベル	Minds推奨グレード	Mindsエビデンス分類
遷延する心筋虚血，症候性低血圧，心不全増悪など，致死的病態を誘導している心房細動，あるいは薬物治療が奏功せず血行動態の破綻をきたしている心房細動へのR波同期下直流除細動 [41, 42, 120]	I	C	C1	IVb
早期興奮（preexcitation）を伴う心房細動で，頻拍のために血行動態が不安定な場合 [41, 42, 120]	I	C	C1	IVb
抗不整脈薬に抵抗性の心房細動を，抗凝固療法なしに48時間以内に停止させる場合 [41, 120]	IIa	C	C1	IVb
48時間以内の発症を確認できない心房細動で，経食道心エコーで心房内血栓が否定されるか，3週間以上の十分な抗凝固療法が施行されている場合 [41, 42, 120]	IIa	C	C1	IVb

**表 39　心房細動に対する除細動の適応の推奨とエビデンスレベル
（続き）**

	推奨クラス	エビデンスレベル	Minds推奨グレード	Mindsエビデンス分類
直流除細動後も心房細動発作再発を繰り返す症例で，抗不整脈薬投与下に試みる直流除細動 [41, 42, 120]	IIa	C	C1	IVb
甲状腺機能亢進症の正常化後も持続する心房細動，あるいは心臓手術後に心房細動が持続し，抗不整脈薬が無効または投与できない場合 [41, 120]	IIa	C	C1	IVb
持続が1年未満で，左房拡大が著明でない無症候性心房細動への待機的直流除細動 [41, 42, 120]	IIb	C	C1	IVb
抗不整脈薬の予防投与と複数回の直流除細動を行っても，比較的短期間に再発を繰り返す心房細動への待機的直流除細動 [41, 42, 120]	IIb	C	C1	IVb
ジギタリス中毒または低K血症を背景とする心房細動への直流除細動 [41, 120]	III	C	C2	IVb
高度房室ブロックや洞不全症候群の存在が明らかな症例における心房細動で，ペーシングによるバックアップがない状況下での直流除細動 [41, 120]	III	C	C2	IVb
48時間以上経過した，血行動態悪化などの緊急性のない持続性心房細動で，標準的な抗血栓対策*を行わずに行う直流除細動 [41, 120]	III	C	C2	IVb

*：経食道エコーで心房内血栓が否定されているか，3週間以上の十分な抗凝固療法が実施されている状態

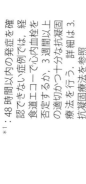

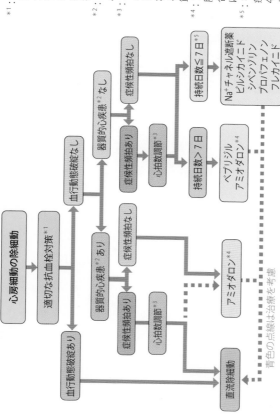

*1：48時間以内の発症を確認できない症例では、経食道エコーで心内血栓を否定するか、3週間以上の適切かつ十分な抗凝固療法を行う。詳細は3.抗凝固療法を参照

*2：肥大心、不全心、虚血心

*3：血行動態が破綻しなくとも症候性の頻拍をきたしている症例では、適切な心拍数調節を併用する。詳細は4.心拍数調節療法を参照

*4：アミオダロンの使用は、肥大型心筋症や心不全に合併した心房細動以外では保険適用外

*5：有効性と血栓塞栓合併症を減らず観点からは、48時間以内に実施することが望ましい

図16　心房細動に対する除細動施行のフローチャート

5.2
心房細動の再発予防（表40，41，図17）

　器質的心疾患を持たない初発心房細動は再発率が限定的であ
り，かならずしも再発予防を必要としない．一定頻度で発作を
繰り返す有症候性の再発性心房細動が再発予防の適応となる
が，症候が少ない例でも塞栓症リスクを考慮する場合は再発予
防を積極的に行う場合がある．近年ではアブレーションの有効
性が大きく向上しており[121]，特に長期の薬物治療を必要とする
症候性発作性心房細動では，アブレーションを選択肢に加えて
治療方針を検討する[122]．なお，推奨順位の高い抗不整脈薬を選
択する場合でも，長期投与に際しては陰性変力作用や催不整脈
作用の出現，あるいはアミオダロン特有の心外副作用の出現に
十分留意する必要がある（**表40**）[41, 42, 120, 121, 123-147]．

表40 薬物による心房細動再発予防の推奨とエビデンスレベル

	推奨クラス	エビデンスレベル	Minds推奨グレード	Mindsエビデンス分類
器質的心疾患のない有症候性の再発性心房細動へのNa⁺チャネル遮断薬*の投与 [42, 120, 123, 127-135]	I	A	A	I
心不全あるいは肥大型心筋症に伴う再発性心房細動に対するアミオダロン投与 [42, 120, 121, 125, 143, 145, 146]	I	B	B	II
持続性心房細動の停止に有効であった薬物の再発予防目的の投与 [42, 120, 124, 127-135]	IIa	C	C1	III
心不全と肥大型心筋症以外の器質的心疾患の再発性心房細動へのアミオダロンやソタロールの投与(保険適用外) [42, 120, 121, 126, 146]	IIa	B	B	I
器質的心疾患のない有症候性の再発性心房細動で,Na⁺チャネル遮断薬*が無効であった症例に対するベプリジル投与 [42, 120, 136-140]	IIa	C	C1	III
器質的心疾患のない無〜軽症候性の再発性心房細動へのNa⁺チャネル遮断薬*の投与 [42, 120, 124, 127-135]	IIb	C	C1	IVb
器質的心疾患のない心房粗動を合併した再発性心房細動へのNa⁺チャネル遮断薬*の投与 [42, 120, 124, 127-135]	IIb	C	C1	IVb
初発,アルコール性,または開胸術後の心房細動再発予防目的の抗不整脈薬投与 [42, 120, 141, 142, 144, 145]	IIb	C	C1	IVb

表 40　薬物による心房細動再発予防の推奨とエビデンスレベル（続き）

	推奨クラス	エビデンスレベル	Minds推奨グレード	Mindsエビデンス分類
器質的心疾患のない有症候性の再発性心房細動でNa⁺チャネル遮断薬*が無効であった症例に対するアミオダロン投与（保険適用外）[42, 120, 121, 126, 145, 146]	IIb	B	A	I
徐脈頻脈症候群（ペースメーカ未植込み例）への抗不整脈薬投与[42, 120]	III	C	C2	IVb
器質的心疾患を有する症例へのNa⁺チャネル遮断薬*投与[42, 120, 147]	III	C	C2	IVb
臨床的に無効と考えられる抗不整脈薬の継続投与[42, 120]	III	C	C2	V
ブルガダ症候群に合併する心房細動に対するNa⁺チャネル遮断薬*投与[42, 120]	III	C	C2	IVb
QT延長症候群に合併する心房細動に対するK⁺チャネル遮断薬の投与[41, 42, 120]	III	C	C2	IVb

*：ピルシカイニド，シベンゾリン，プロパフェノン，フレカイニド（なお，ブルガダ症候群，陰性変力作用が問題となる器質的心疾患，心房粗動の既往などリスクのある病態では投与を避ける）

5.2.1
器質的心疾患を持たない心房細動

器質的心疾患を持たない心房細動において，再発予防に有効であった薬物をいつ中止するかには異論がある．治療のリスクやコストの観点からは短期投与にも利点はあり，安易な長期投与は避けるべきである．実際の中止，継続の是非，投与量の決定は患者個人の発作状況，年齢，肝腎機能などを配慮した判断が望ましい（**表41**）．

5.2.2
器質的心疾患をもつ心房細動

肥大心，不全心，虚血心といった背景病態が存在する場合，心房細動の出現に伴う血行動態の変化や症候はより深刻になるため，再発予防はより重要となる．一方で，器質的心疾患に伴う心房リモデリングの進行のため，抗不整脈薬の作用は限定的となるうえに，アブレーションもより困難となる．陰性変力作用やQT延長作用もより強く出現する可能性がある．このため，基礎病態を安定させるという意味でアップストリーム治療はより重要な意味を持つ．

表41 臨床上有意な器質的心疾患を認めない患者に対する抗不整脈薬とその投与法

薬物名	経口1日量(mg)	投与法	静注投与法
ピルシカイニド	150	分3	1 mg/kg/10分
シベンゾリン	300	分3	1.4 mg/kg/2〜5分
プロパフェノン	450	分3	−
フレカイニド	200	分2	1〜2 mg/kg/10分
ベプリジル	100〜200	分2ないし分1	−

投与はすべて少量から開始し，副作用の有無を確認しながら必要に応じて増量する

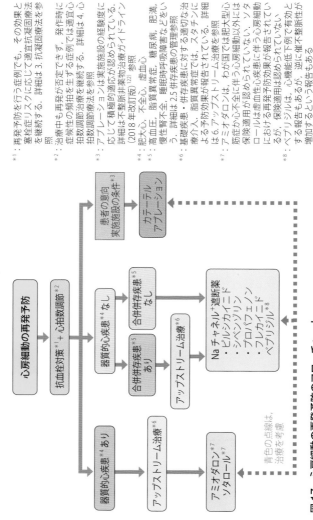

図17 心房細動の再発予防のフローチャート

*1：再発予防を行う症例でも、その効果と塞栓症リスクに応じて適宜抗凝固療法を継続する。詳細は3.抗凝固療法を参照

*2：治療中も再発が否定できず、発作時に症候性の頻拍を生ずる症例では適宜心拍数調節治療を継続する。詳細は4.心拍数調節療法を参照

*3：アブレーションは実施施設の経験度に応じて積極的適応が認められている。詳細は不整脈非薬物治療ガイドライン（2018年改訂版）[122]参照

*4：肥大心、不全心、虚血心

*5：高血圧、脂質異常症、糖尿病、肥満、慢性腎不全、睡眠時呼吸障害などでい。詳細は2.5併存疾患の管理参照

*6：基礎疾患・併存疾患に対する適切な治療介入。脂質異常症では、スタチンによる予防効果が報告されている。詳細は6.アップストリーム治療を参照

*7：アミオダロンは、わが国では肥大型心筋症から心不全に伴う心房細動以外には保険適用が認められていない。ソタロールは虚血性心疾患に伴う心房細動における再発予防効果が報告されていない

*8：ベプリジルは、心機能低下例で有効とする報告もあるが、逆に催不整脈性が増加するという報告もある

6.
アップストリーム治療 (表42) [125, 126, 146-159]

　心房細動そのものや，心不全などの基礎心疾患，高血圧などの生活習慣病によって心房に持続的な病態刺激が加わると，細胞・組織の電気的・構造的特性が変化し，心房細動の発症・維持を促す基質が形成される（心房リモデリング）．病態刺激にはアンジオテンシン（A）II，アルドステロン，伸展刺激，炎症，酸化ストレス，カテコラミンなどがあげられる．アップストリーム治療はこれらの病態刺激を標的として心房リモデリングと心房細動発生の抑制を目的とする治療である．基礎疾患に対する薬物治療の副次効果として心房細動の発症や進行の予防を期待してもよいが，エビデンスが十分とはいえない．

表42　心房細動の予防を目的とした基礎・併存疾患に対する治療の推奨とエビデンスレベル

	推奨クラス	エビデンスレベル	Minds推奨グレード	Mindsエビデンス分類
心機能低下を伴う心不全例への，心房細動の新規発症予防を目的とした ACE 阻害薬，ARB，β遮断薬の投与 [146-149, 152-155]	IIa	A	B	I
左室肥大を伴う高血圧例への，心房細動の新規発症予防を目的とした ACE 阻害薬，ARB の投与 [150, 156-158]	IIa	B	C1	II
心疾患を合併していない例への，心房細動の新規発症・再発予防を目的とした ACE 阻害薬，ARB，スタチンの投与 [125, 126, 151, 159]	III	B	C2	II

7.
非薬物治療の適応とタイミング（図18[122]，表43[122]）

7.1
症候性心房細動に対するカテーテルアブレーション

心房細動は進行すると発作性から持続性へ移行し，左房径も拡大しアブレーション成績も悪化するため，適応のある症例はタイミングを逃さずアブレーションを積極的に考慮する必要がある．

7.1.1
高齢者の心房細動に対するカテーテルアブレーション

心房細動患者の比較的多くは高齢者であり，高齢者に対するカテーテルアブレーション治療は，十分に高い有効率と安全性を有することが報告されている[160, 161]．したがってアブレーションの効果の高い発作性心房細動症例においては，日常生活動作の保たれた高齢者（おおむね75歳以上）での治療適応を若年者と同様に考えることは，妥当であると考えられる．

持続性〜長期持続性心房細動への現段階でのアブレーション治療効果には限界があり，複数回のアブレーションを要することも多い．特に高齢者の無症候性持続性心房細動では，保存的薬物治療（心拍数調節）を選択する方が得策であることも比較的多い。

7.1.2
心不全患者に対するカテーテルアブレーション

2021年JCS/JHRSガイドラインフォーカスアップデート版不整脈非薬物治療では，新たに心不全を伴う心房細動に対するカテーテルアブレーションの推奨について記載された（**表44**）．

7.1.3
徐脈性心房細動に対するペースメーカ植込み

めまい，息切れなどの徐脈に起因する症状を有する心房細動は，ペースメーカ植込みの適応（推奨クラスI）である[162]．

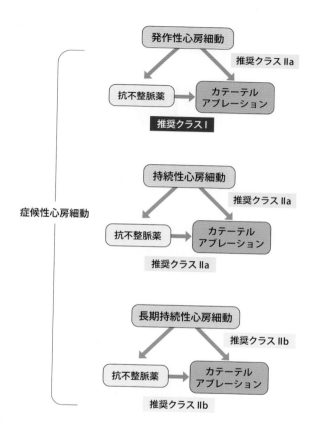

**図18　症候性心房細動の持続性に基づく洞調律維持治療の
フローチャート**
(日本循環器学会/日本不整脈心電学会. 2019[122] より)

84

表43 心房細動に対するカテーテルアブレーションの推奨と
エビデンスレベル

	推奨クラス	エビデンスレベル	Minds推奨グレード	Mindsエビデンス分類
薬物治療抵抗性*の症候性発作性心房細動	I	A	A	I
症候性発作性心房細動（第1選択治療として）	IIa	B	B	I
心不全（左室機能低下）を合併した心房細動（正常例と同じ適応レベルを適用する）	IIa	B	B	I
徐脈頻脈症候群を伴う発作性心房細動	IIa	B	B	III
症候性持続性心房細動（薬剤治療抵抗性および第1選択治療として）	IIa	B	B	II
症候性長期持続性心房細動（薬剤治療抵抗性および第1選択治療として）	IIb	B	B	II
再発性無症候性発作性心房細動	IIb	C	C1	III
無症候性持続性心房細動	IIb	C	C1	III
左房内血栓が疑われる心房細動	III	A	D	V
抗凝固療法が禁忌の心房細動	III	A	D	V

*：少なくとも1種類のI群またはIII群抗不整脈薬が無効

[不整脈非薬物治療ガイドライン（2018年改訂版）からの変更点]第1項目：「高度の左房拡大や左室機能低下を認めず」を削除，第2項目：「症候性再発性発作性心房細動に対する第一選択治療としてのカテーテルアブレーション」を「症候性発作性心房細動（第1選択治療として）」に変更，第3項目：「心不全（左室機能低下）の有無にかかわらず，同じ適応レベルを適用する」を「心不全（左室機能低下）を合併した心房細動（正常例と同じ適応レベルを適用する）」に変更，第5項目：（薬剤治療抵抗性および第1選択治療として）を追加，第6項目：（薬剤治療抵抗性および第1選択治療として）を追加

（日本循環器学会/日本不整脈心電学会. 2019[122]より改変）

表44 心不全を伴う心房細動に対するカテーテルアブレーションの推奨とエビデンスレベル

	推奨クラス	エビデンスレベル	Minds推奨グレード	Mindsエビデンス分類
低心機能を伴う心不全（HFrEF）を有する心房細動患者の一部において，死亡率や入院率を低下させるためにカテーテルアブレーション治療を考慮する	IIa	B	B	II

（日本循環器学会/日本不整脈心電学会. 2021[162a]）

第6章　心房頻拍・心房粗動

1.
心房頻拍 （表45 [41, 163-173]，46 [41, 163, 165, 168, 169, 173-177]）

　心房頻拍は，洞結節より離れた固有心房筋由来の規則的な心房拍数100〜250拍/分の頻拍であり，上室性頻拍の約3〜17%にみられ，若年者に好発しやすい[178, 179]．

表45　心房頻拍における急性期治療の推奨とエビデンスレベル

	推奨クラス	エビデンスレベル	Minds推奨グレード	Mindsエビデンス分類
緊急的なR波同期の電気的除細動（心血行動態が不安定あるいは薬物療法抵抗性の場合 [166, 167]）	I	C	C1	VI
β遮断薬あるいはCa拮抗薬静注投与（心血行動態が安定している心房頻拍の停止あるいは心拍数調節療法 [165, 168, 169, 173]）	IIa	C	B	IVb
ATPの急速静注投与（心房頻拍の停止あるいは上室性頻拍の鑑別に使用 [165, 171, 172]）	IIa	B	B	III
I群抗不整脈薬静注投与（心血行動態が安定している，あるいは基礎心疾患がない心房頻拍の停止 [165, 170, 173]）	IIa	C	B	IVb
I群抗不整脈薬単回経口投与（pill-in-the-pocket）（施行前に医師の監視下で頓服治療による有効性と安全性を確認 [164]＊）	IIa	B	B	II

	推奨クラス	エビデンスレベル	Minds推奨グレード	Mindsエビデンス分類
I群抗不整脈薬静注投与（低心機能あるいは心血行動態が不安定な心房頻拍の停止 [41, 163]）	III	C	C2	IVb
I群抗不整脈薬静注（ブルガダ症候群に合併あるいは頻拍停止後の高度徐脈をきたす心房頻拍の停止 [41, 163]）	III	C	C2	IVb

*：心房細動停止後高度徐脈や脚ブロックの出現，ブルガダ症候群，陰性変力作用が問題となる器質的心疾患，心房粗動の既往など

表46　心房頻拍における予防的治療の推奨とエビデンスレベル

	推奨クラス	エビデンスレベル	Minds推奨グレード	Mindsエビデンス分類
β遮断薬あるいはCa拮抗薬経口投与 有症候性心房頻拍の予防 [165, 168, 169, 173]	IIa	C	B	IVb
I群抗不整脈薬経口投与（心血行動態が安定し，基礎心疾患がない心房頻拍の予防 [174-177]）	IIa	C	B	IVb
III群抗不整脈（アミオダロン）経口投与（I群抗不整脈治療抵抗性あるいは低心機能の心房頻拍の場合 [173]）	IIa	C	B	IVb
I群抗不整脈薬*経口投与（心機能低下例あるいは心血行動態が不安定な心房頻拍の予防 [41, 163]）	III	C	C2	IVb
I群抗不整脈薬*経口投与（ブルガダ症候群に合併あるいは頻拍停止後の高度徐脈をきたす心房頻拍の予防 [41, 163]）	III	C	C2	IVb

*：ピルシカイニド，シベンゾリン，プロパフェノン，フレカイニド

2.
心房粗動
(図19, 20, 表47[163, 166, 167, 180-189], 48[41, 163, 180, 190-200], 49[27, 41, 163, 196, 200-213])

心房粗動は, 心房拍数240 ～ 440拍/分の規則的波形を有するマクロリエントリー性頻拍である.

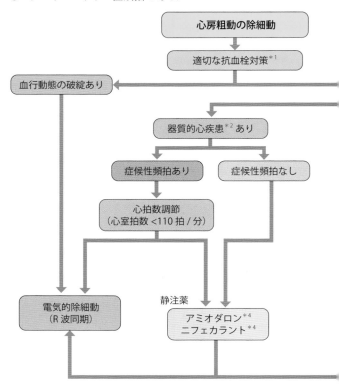

**図 19　心血行動態が安定した心房粗動に対する洞調律復帰を
目的とした薬物治療のフローチャート**

*1：48 時間以内の発症を確認できない場合は，除細動
　　前 3 週間，除細動後 4 週間の十分な抗凝固管理が
　　必要とされる
*2：肥大心，不全心，虚血心
*3：有効性と血栓塞栓症を減らす観点からは，発症から
　　48 時間以内に投与することが望ましい
*4：保険未承認
*5：心房粗動には未承認

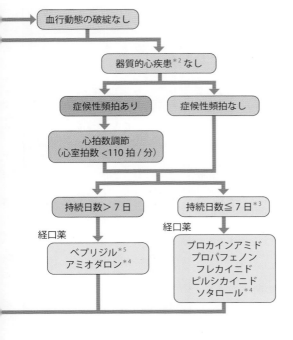

血行動態の破綻なし

器質的心疾患*2 なし

症候性頻拍あり　　症候性頻拍なし

心拍数調節
（心室拍数 <110 拍 / 分）

持続日数＞ 7 日　　持続日数≦ 7 日*3

経口薬　　　　　経口薬

ベプリジル*5
アミオダロン*4

プロカインアミド
プロパフェノン
フレカイニド
ピルシカイニド
ソタロール*4

**表47 心房粗動における急性期治療（電気的除細動）の推奨と
エビデンスレベル**

	推奨クラス	エビデンスレベル	Minds推奨グレード	Mindsエビデンス分類
緊急的なR波同期の電気的除細動（遷延する心筋虚血，症候性低血圧，心不全の増悪などの心血行動態が不安定あるいは薬物治療抵抗性の場合 166, 167, 181))	I	C	C1	IVb
早期興奮（preexcitation）を伴い，頻拍のために心血行動態が不安定な場合 182, 183)	I	C	C1	IVb
待機的なR波同期の電気的除細動（抗不整脈薬に治療抵抗性の心房粗動を48時間以内に停止させる場合 184-186))	IIa	C	C1	IVb
48時間以内の発症確認ができない心房粗動で，経食道エコー検査で心内血栓が否定されるか，3週間以上の十分な抗凝固療法が施行されている場合 180, 187-189)	IIa	C	C1	IVb
甲状腺機能亢進症の正常化後も持続する心房粗動，あるいは心臓手術後に心房粗動が持続し，薬物治療抵抗性または投与できない場合 163)	IIa	C	C1	IVb
高度房室ブロックや洞機能不全症候群の存在が明らかな症例における心房粗動で，ペーシングによるバックアップがない状況下での直流除細動 163)	III	C	C2	IVb
ジギタリス中毒あるいは低K血症，高度徐脈を背景とする心房粗動への直流除細動 163)	III	C	C2	IVb

	推奨クラス	エビデンスレベル	Minds推奨グレード	Mindsエビデンス分類
48時間以上経過した,血行動態悪化などの緊急性のない持続性心房粗動で,標準的な抗血栓対策をせずに行う直流除細動[163]	III	C	C2	IVb

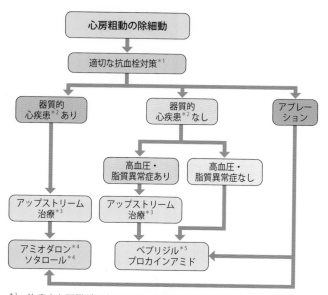

*1:治療中も再発が否定できず,発作時に症候性頻拍を生じる症例では適宜心拍数調節療法を継続する
*2:肥大心,不全心,虚血心
*3:基礎疾患に対する適切な治療介入
*4:保険未承認
*5:心房粗動には未承認

図 20　心房粗動の再発予防を目的とした薬物治療のフローチャート

**表 48　心房粗動における急性期治療（薬物治療）の推奨と
エビデンスレベル**

	推奨クラス	エビデンスレベル	Minds推奨グレード	Mindsエビデンス分類
非ジヒドロピリジン系Ca拮抗薬の静注・経口投与（心血行動態が安定している心房粗動の心拍数調節療法[192]）	I	A	B	II
洞調律復帰時の抗凝固療法（薬物的あるいは電気的除細動を施行する心房粗動[180, 197]）	I	A	B	II
β遮断薬（ランジオロール）の静注投与（心血行動態が不安定な心房粗動の心拍数調節療法[190]）	IIa	B	B	II
ジギタリス製剤（ジゴキシン）の静脈内投与（心血行動態が不安定な心房粗動の心拍数調節療法[191]）	IIa	C	B	II
I群抗不整脈薬静注投与（心血行動態が安定し，基礎心疾患がない心房粗動の停止[193-196]）	IIa	C	B	IVb
III群抗不整脈薬（ニフェカラント，アミオダロン）静注投与（わが国では保険適用未承認薬）（症候性心房粗動の場合[198-200]）	IIa	C	B	IVb
I群抗不整脈薬静注投与（心機能低下例あるいは心血行動態が不安定な場合[41, 163]）	III	C	C2	IVb
I群抗不整脈薬静注あるいは単回経口投与（ブルガダ症候群あるいは頻拍停止後高度徐脈をきたす心房粗動の停止[41, 163]）	III	C	C2	IVb

表 49 心房粗動における予防的治療の推奨とエビデンスレベル

	推奨クラス	エビデンスレベル	Minds推奨グレード	Mindsエビデンス分類
β遮断薬あるいはCa拮抗薬経口投与（心血行動態が安定した心房粗動の心拍数調節療法[196]）	I	B	A	I
血栓塞栓症の予防を目的とした心房粗動における抗凝固療法[27, 208-213]	I	A	A	II
洞調律維持を目的としたⅢ群抗不整脈薬（ベプリジルならびにソタロール）経口投与［正常あるいは軽度心機能低下例[201, 202]（わが国未承認）]	IIa	C	B	IVb
洞調律維持を目的としたⅢ群抗不整脈薬のアミオダロン経口投与［他剤治療抵抗性あるいは中等度以上の心機能低下例[206]（わが国未承認）]	IIa	C	B	IVb
洞調律維持を目的としたI群抗不整脈薬経口投与（正常あるいは軽度心機能低下例[203-205]）	IIa	C	B	IVb
Ⅲ群抗不整脈薬（アミオダロン, ソタロール）経口投与（QT延長症候群に合併する心房粗動の予防[200, 207]）	III	C	C2	IVb
I群抗不整脈薬*経口投与（低心機能あるいは心血行動態が不安定な場合の予防[41, 163]）	III	C	C2	IVb
I群抗不整脈薬*経口投与（ブルガダ症候群に合併あるいは頻拍停止後高度徐脈をきたす心房細動の予防[41, 163]）	III	C	C2	IVb

*：ピルシカイニド, シベンゾリン, プロパフェノン, フレカイニド

2.1
抗凝固療法

　洞調律復帰を目的とした心房粗動における電気的除細動前後の観察研究によれば，血栓塞栓症の発症率が1.5〜2.2%に認められ[184, 185]，特に48時間以上持続した心房粗動例でリスクが高くなる[186]．

　心房粗動においても，心房細動の抗凝固管理と同様に除細動前3週間および除細動後4週間の抗凝固療法（ワルファリンあるいはDOAC）が必要とされている[180]．

第7章　心室頻拍

　ヒス束の分岐部以下を起源とする頻拍を心室頻拍と定義し，30秒以上持続するか，それ以内でも停止処置を必要とするものを持続性心室頻拍，それより短く自然停止するものを非持続性心室頻拍と定義する．

　心室頻拍は器質的心疾患を基礎として生じるものと，明らかな心疾患を認めない特発性心室頻拍に分けられる．器質的心疾患に伴う心室頻拍の基礎心疾患は，心筋梗塞・心筋症（拡張型・肥大型）・不整脈原性右室心筋症・先天性心疾患・心サルコイドーシス・心臓手術後などである[214]．欧米では器質的心疾患に伴う心室頻拍の多くが陳旧性心筋梗塞に伴うものだが，それに比較するとわが国では心筋症の比率が高い[163]．持続性心室頻拍は不整脈による失神や突然死の主要因であり，特に基礎心疾患により心機能低下を伴う場合には突然死のリスクが高くなる．特発性心室頻拍は，器質的心疾患に伴う心室頻拍に比して予後は良好と報告される．

1.
特発性心室頻拍（図21）

　一般的に生命予後は良好とされ，治療適応はおもに，症状の有無で決定される．頻拍のため，心機能が低下する頻拍依存性心筋症を認める場合には，無症候でも治療を検討する[215]．

　特発性VTの発生には生活習慣が関連することも多く，カフェイン，喫煙，飲酒の制限など，誘因の除去を考える[216]．特発性VTはカテーテルアブレーションの良好な急性期成功率と長期成績が示されており，まずアブレーションの適応を検討する[122, 216, 217]．アブレーションが無効もしくは，施行できない場合には，薬剤を試みる．12誘導心電図波形で分類してそれぞれ停止目的・予防目的で抗不整脈薬を治療効果に応じて選択する（**図22，表50**）．

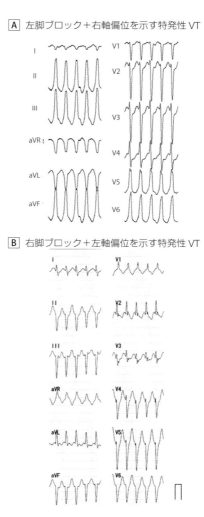

A 左脚ブロック＋右軸偏位を示す特発性 VT

B 右脚ブロック＋左軸偏位を示す特発性 VT

図 21　おもな特発性心室頻拍の 12 誘導心電図

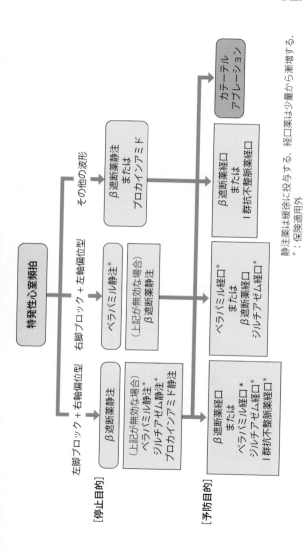

図22　特発性心室頻拍の停止および予防目的で使用される薬物の選択のフローチャート

表50 特発性心疾患に合併した心室頻拍に対する治療薬の推奨と エビデンスレベル

	推奨クラス	エビデンスレベル	Minds推奨グレード	Mindsエビデンス分類
器質的心疾患や遺伝性不整脈を持たず，症状を伴う心室頻拍に対するβ遮断薬	IIa	C	C1	IVa
器質的心疾患を伴わない患者において，β遮断薬の代わりとして用いる非ジヒドロピリジン系Ca拮抗薬	IIa	C	C1	IVa
β遮断薬やCa拮抗薬が無効である際に用いられるI群抗不整脈薬	IIb	C	C1	IVa

2.
器質的心疾患に合併する心室頻拍

　各基礎疾患に伴う心筋障害によって心機能が低下している場合が多く，障害の程度が強い症例ほど頻拍発作は生じやすい．このような状況では，発作と同時に血行動態が不安定となる場合も少なくはなく，優先される治療はまず頻拍を停止させることである（**図23**[218]，**表51**[122]）．

A：持続性単形性

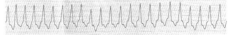

B：持続性多形性

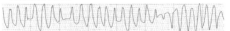

図23　器質的心疾患に伴う持続性心室頻拍のモニター心電図
持続性単形性，持続性多形性におけるQRS形態の違いを示す
（池田隆徳．そうだったのか！絶対読める心電図—一目でわかる緊急度と判読のポイント．2011[218]より）

**表51　器質的心疾患に合併した心室頻拍に対する治療の推奨と
エビデンスレベル**

	推奨クラス	エビデンスレベル	Minds推奨グレード	Mindsエビデンス分類
血行動態が不安定な頻拍が持続する場合のすみやかな直流通電	I	B	A	III
再発時の治療および心臓突然死予防のための植込み型除細動器の使用	I	A	A	I
虚血心疾患に基づく薬物治療抵抗性の場合のカテーテルアブレーション*	I	B	A	II
直流通電後に血行動態が不安定な頻拍が持続もしくは再発する場合の自己心拍再開のためのアミオダロンまたはニフェカラントの静脈内投与	IIa	A	B	II
血行動態が安定した持続性単形心室頻拍を停止させるためのプロカインアミドの静脈内投与	IIa	A	B	II
再発を認める場合のアミオダロンもしくはソタロールの経口投与	IIa	A	A	II
血行動態が安定した持続性多形心室頻拍を停止させるためのアミオダロンの静脈内投与	IIb	A	C1	II

*：カテーテルアブレーションの適応については不整脈非薬物治療ガイドライン（2018年改訂版）[122]の「症状を有する虚血性心疾患に伴う単形性持続性心室頻拍で，薬物治療が無効または副作用のため使用不能な場合」と同じ記載とした

　血行動態により停止目的で使用する薬剤を選択し，心機能により予防目的で使用する経口薬剤を選択する（**図24**）.

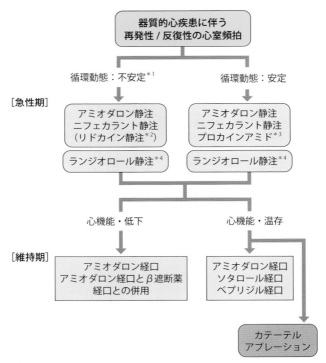

**器質的心疾患に伴う
再発性／反復性の心室頻拍**

循環動態：不安定*1　　　　　　循環動態：安定

［急性期］

アミオダロン静注
ニフェカラント静注
（リドカイン静注*2）

アミオダロン静注
ニフェカラント静注
プロカインアミド*3

ランジオロール静注*4

ランジオロール静注*4

心機能・低下　　　　　　心機能・温存

［維持期］

アミオダロン経口
アミオダロン経口とβ遮断薬
経口との併用

アミオダロン経口
ソタロール経口
ベプリジル経口

カテーテル
アブレーション

*1：血行動態が不安定の場合は，すみやかに電気的除細動を施行できる
　　環境下で薬剤を使用
*2：他の抗不整脈薬が使用できない場合の代替薬
*3：持続性単形性心室頻拍の場合に限る
*4：少量から漸増して使用する

**図24　器質的心疾患に合併する再発性／反復性の心室頻拍に対して
　　　使用される薬物の選択**

3.
QT 延長を伴わない多形性心室頻拍

多形性心室頻拍は心室細動への前駆状態であり，急性の心筋虚血に伴い発症することが多い．急性虚血の場合は，単形性より多形性の頻拍を呈することが多い[219, 220]．また器質的心疾患を有さず発症する病態として，右室流出路起源の心室期外収縮をトリガーとするもの[221, 222]と，左室プルキンエ線維からの異常電気活動をトリガーとするもの[21, 223]とが存在する．

比較的短い連結期（通常300 ms未満）の心室期外収縮を契機に頻拍［short coupled variant of torsade de pointes（short coupled TdP）があり（**図25**），再発予防目的で抗不整脈薬が選択される（**表52**）[224-229]．

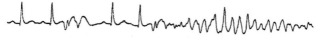

図25　short coupled TdP のモニター心電図

表52　多形性心室頻拍あるいは short coupled TdP に対する薬物治療の推奨とエビデンスレベル

	推奨クラス	エビデンスレベル	Minds推奨グレード	Mindsエビデンス分類
ACS亜急性期（発症72時間以降）における繰り返し出現する場合（ストーム）のβ遮断薬の静脈内投与[226]	IIa	B	B	II
short coupled TdP のトリガーとなる心室期外収縮が右室流出路起源の場合のβ遮断薬の予防的投与[227, 228]	IIa	C	C1	V
short coupled TdPの予防のためのベラパミルの投与[224]	IIb	C	C1	V
short coupled TdPの予防のためのキニジンの投与[225, 229]	IIb	C	C1	V

第8章　多形性心室頻拍・torsade de pointes

　QT延長症候群（LQTS）は，先天的・二次的要因による心室筋の不応期延長からQT間隔の延長を来し，torsade de pointes（TdP）とよばれる多形性心室頻拍を生じ，失神や突然死を引き起こす可能性がある症候群である[230, 231]．逆にいえばTdPのような特徴的な多形性心室頻拍の患者を診た場合は，その背景疾患としてLQTSを考えなくてはならない（**図26**，**27**）．

　最近の研究から，二次性LQTS患者にも先天性と同じ遺伝子

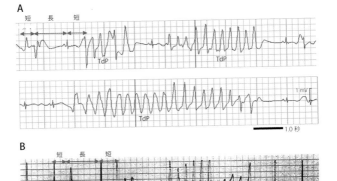

A：先天性 QT 延長症候群（LQT2 型）患者の失神発作時のモニター心電図．Short-long-short の R-R 間隔の変化のあとに QRS 軸がねじれるような（矢印）波形が特徴の多形性心室頻拍（TdP）が出現
B：2 次性（薬剤性）QT 延長による TdP．ジソピラミド（300 mg/日）内服後に生じた TdP．先天性 LQTS と同様に short-long-short の R-R 間隔変化のあとに発生している

図 26　多形性心室頻拍（TdP）のモニター心電図

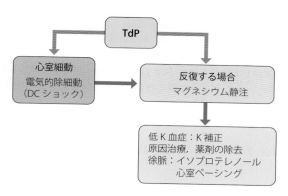

図27　先天性または二次性 QT 延長症候群による TdP 急性期の薬物治療

異常を有する例が3割近くにのぼることが判明し[232]，潜在性の先天性 LQTS とも考えられている．したがって，LQTS に対する薬物治療は先天性でも二次性でも基本的にほぼ同じと考えてよい．

1.
先天性 QT 延長症候群

1.1
TdP 発生時の急性期治療

　TdP は自然停止する場合はめまい，ふらつきや失神（意識消失）発作として自覚されるが，自然停止せず心室細動に移行した場合はただちに心肺蘇生と電気的除細動が必要となる．TdP の停止と急性期の再発予防には硫酸マグネシウムの静注（30〜40 mg/kg，すなわち体重60 kg の成人で硫酸マグネシウム2 g[1A]を5〜10分間で静注し，さらに効果があれば成人の場合3〜20 mg/分[233]）（小児の場合：0.05〜0.3 mg/kg/分）の持続点滴が有効である．β遮断薬（プロプラノロール，ランジオロー

ル[234])の静注も有効であるが，患者によっては抗不整脈薬（リドカインおよびメキシレチン）あるいはCa拮抗薬（ベラパミル）がTdPの抑制に有効な場合もある[235, 236]．

徐脈がQT延長を増悪させTdPの発生を助長する場合には，一時的ペーシングで心拍数を増加させる．低K血症はTdP発生を助長するので，できるだけ血清K値≧ 4.0 mEq/L を目標に是正する．

1.2
TdP予防的治療（図28，表53，54）

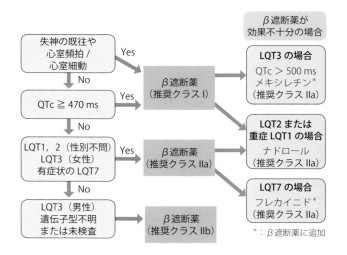

図28　先天性LQTSに対するTdP予防・非急性期の薬物治療

表53　先天性LQTSに対するβ遮断薬の推奨とエビデンスレベル

	推奨クラス	エビデンスレベル	Minds推奨グレード	Mindsエビデンス分類
失神の既往や心室頻拍/心室細動を認めた症例に対するβ遮断薬	I	B	A	IVa
QTc≧470 msの無症候症例に対するβ遮断薬	I	B	B	IVa
QTc<470 msの無症候症例のうちLQT1，2，女性LQT3症例に対するβ遮断薬	IIa	B	B	IVa
LQT2または重症LQT1に対するナドロール治療に対するβ遮断薬	IIa	C	C1	IVa
QTc<470 msの無症候症例のうち男性LQT3　遺伝子診断陰性または未検査の症例に対するβ遮断薬	IIb	C	C1	IVa

表54　先天性LQTSに対するその他の薬剤（β遮断薬以外）の推奨とエビデンスレベル

	推奨クラス	エビデンスレベル	Minds推奨グレード	Mindsエビデンス分類
QTc>500 msのLQT3症例でのメキシレチン追加治療	IIa	B	B	IVa
LQT7症例に対するフレカイニド追加治療	IIa	B	C1	IVa
低K血症例（K<4.0 mEq/L）に対するK製剤の追加治療	IIa	C	C1	V
重症例あるいはLQT8に対するCa拮抗薬（ベラパミル）の追加治療	IIb	C	C1	V

2.
二次性QT延長症候群

　二次性QT延長症候群の治療では，QT延長の要因を同定し，これを除去すること，基礎疾患がある場合は原疾患の治療を行うことが重要である（**表55**）.

　QT延長によるTdPを認めた場合，下記のような迅速な対応が必要であり，QT延長の要因が除去され，TdPのリスクが回避されたと判断されるまで入院管理下で心電図モニタリングを観察することが原則である（**図27**）.

(1) 硫酸マグネシウムを静注する．30〜40 mg/kgを5〜10分間で静注し，さらに効果があれば成人では3〜20 mg/分，小児では1〜5 mg/分（0.05〜0.3 mg/kg/分）の持続点滴を行う．硫酸マグネシウムはTdPの予防効果が高い[233,237]が，血中濃度の上昇による副作用が出現したときには，減量あるいは中止を考慮する．腎機能障害を有する患者や高齢患者では高マグネシウム血症を起こしやすいので，患者の症状を注意深く観察するだけでなく，血清マグネシウム値をモニタリングし投与量を調整する.

(2) イソプロテレノールを0.5〜5 µg/分（小児では0.1〜1 µg/kg/分）で静注する．持続静注で心拍数100拍/分を目標に投与量を調整する．その位置づけはあくまでペーシング治療までのブリッジであり[238]，先天的な背景が疑われる場合にはQT延長をむしろ増悪させる可能性があるため，注意が必要である[239].

(3) 血清K値が4.5〜5.0 mEq/mLになるように補正すること[240]，徐脈や期外収縮によるshort-long-shortシーケンスを認める場合には，一時ペーシングによるオーバードライブペーシング（ペーシングレート≧70/分）[238,241]を考慮することも重要である.

表 55　二次性 QT 延長症候群のおもな原因

① 薬物:
  抗不整脈薬
  IA 群（キニジン，ジソピラミド，プロカインアミド，シベンゾリンなど）
  IC 群（フレカイニド）
  III 群（ソタロール，ニフェカラント，アミオダロンなど）
  IV 群（ベプリジル）
  抗菌薬（マクロライド系，ニューキノロン系，ST 合剤など）
  抗真菌薬（イトラコナゾールなど）
  抗アレルギー薬（ヒドロキシジンなど）
  脂質異常症治療薬（プロブコールなど）
  抗精神病薬（ハロペリドール，クロルプロマジンなど）
  三環系抗うつ薬（イミプラミン，アミトリプチリンなど）
  抗潰瘍薬（ファモチジン，スルピリドなど）
  制吐薬（ドンペリドンなど）
  抗癌薬（ドキソルビシンなど）

② 徐脈:
  房室ブロック，洞不全症候群，心房細動停止時など

③ 電解質異常:
  低 K 血症，低 Mg 血症，低 Ca 血症

④ 心疾患:急性心筋梗塞，左室肥大，ストレス心筋症（たこつぼ心筋症）

⑤ 神経疾患:脳卒中，くも膜下出血，頭蓋内出血，他の中枢神経疾患

⑥ 内分泌疾患:甲状腺機能低下症，副腎不全，神経性食欲不振症

⑦ 炎症性疾患:心筋炎，シャーガス病，リウマチ性心疾患，膠原病

⑧ その他:女性，高齢，飢餓・低栄養，低体温，肝不全，HIV 感染

薬剤の詳細については公的臨床データベース https://crediblemeds.org/ を参照

第9章 特殊疾患に伴う
心室細動・心室頻拍

1.
ブルガダ症候群・早期再分極症候群

遺伝性不整脈の診療に関するガイドライン2017年改訂版[242]も参照のこと.

ブルガダ症候群，早期再分極症候群ともに心臓突然死を回避する治療法の第1選択は植込み型除細動器（ICD）であり，薬物治療は補助的な治療法となる（**表56**[242]，**57**[242]，**58**）.

表56 ブルガダ症候群に対する心室細動再発予防のための薬物治療の推奨とエビデンスレベル

	推奨クラス	エビデンスレベル	Minds推奨グレード	Mindsエビデンス分類
心室細動ストームに対するイソプロテレノール静注（保険適用外）による急性期治療	IIa	C	B	IVb
頻回の心室細動発作に対するキニジン内服	IIa	C	B	IVb
ICD適応症例であるが，植込み拒否あるいは禁忌例におけるキニジン内服	IIb	C	B	III
頻回の心室細動発作に対するベプリジルあるいはシロスタゾール（保険適用外）の内服	IIb	C	B	V

（日本循環器学会．2018[242]より）

表57　ブルガダ症候群に対する薬物治療

	薬物の分類	効果機序	投与方法	投与量
イソプロテレノール（保険適用外）	β刺激薬	I_{Ca}↑ 心拍数増加によるI_{to}↓	静脈投与	1～2μg投与後0.15μg/分または0.003～0.006μg/kg/分
キニジン	IA群抗不整脈薬	I_{to}↓	内服	300～600 mg/日
シロスタゾール（保険適用外）	PDEⅢ阻害薬	細胞内cAMP↑によるI_{Ca}↑	内服	200 mg/日
ベプリジル	IV群抗不整脈薬	I_{Na}↑，I_{to}↓	内服	100～200 mg/日

（日本循環器学会. 2018[242]）より）

表58　早期再分極症候群に対する心室細動再発予防のための薬物治療の推奨とエビデンスレベル

	推奨クラス	エビデンスレベル	Minds推奨グレード	Mindsエビデンス分類
心室細動ストームに対するイソプロテレノール静注（保険適用外）による急性期治療	IIa	C	B	IVb
頻回の心室細動発作に対するキニジン内服	IIa	C	B	IVb
ICD適応症例であるが，植込み拒否あるいは禁忌例におけるキニジン内服	IIb	C	C1	VI
頻回の心室細動発作に対するベプリジルあるいはシロスタゾール（保険適用外）の内服	IIb	C	B	V

2.
カテコラミン誘発性多型性心室頻拍
(図29[243]，表59，60)

　CPVTの診断基準[242, 244]は，下記の1，2，3は確定．4は疑いとする．

1. 器質的心疾患を認めず，心電図が正常な40歳未満の症例で，運動もしくはカテコラミン投与により，他に原因が考えられない二方向性VT，多形性PVCが誘発される．

2. 発端者もしくはその家族にCPVTに関連する遺伝子変異を認める．

3. 発端者の家族に，心疾患を認めないにもかかわらず，運動により多形性PVC，二方向性VTもしくは多形性VTが誘発される．

4. 器質的心疾患，冠動脈疾患を認めず，心電図が正常な40歳以上の症例で，運動もしくはカテコラミン投与により，他に原因が考えられない二方向性VT，多形性PVCが誘発される．

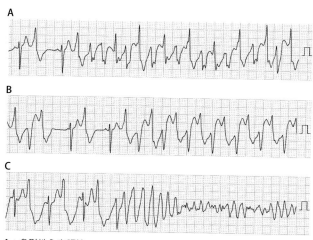

A：多形性心室頻拍
B：2方向性心室頻拍
C：非常に早い多形性心室頻拍から心室細動の誘発

図29　CPVT例のモニター心電図
（Sumitomo N. 2016[243]）より）

表59　CPVTによる心室頻拍／心室細動の急性期薬物治療の推奨とエビデンスレベル

	推奨クラス	エビデンスレベル	Minds推奨グレード	Mindsエビデンス分類
深鎮静	I	C	B	V
β遮断薬静注	IIa	C	B	V
Ca拮抗薬静注，ATP静注	IIb	C	C1	V

**表 60　CPVT の心室頻拍再発予防のための薬物治療の推奨と
　　　　エビデンスレベル**

	推奨 クラス	エビデンス レベル	Minds 推奨 グレード	Minds エビデンス 分類
CPVT と診断されたすべての症例への生活指導（競争的スポーツ，トレーニングおよび高ストレス環境の回避）	I	C	B	IVa
CPVT と診断されたすべての症例への β 遮断薬経口投与				
CPVT と診断され，β 遮断薬の投与にもかかわらず再発する失神，多形性もしくは二方向性 VT を認める症例へのフレカイニド経口投与	IIa	C	B	III
CPVT に関連する遺伝子異常が検出されているが，症状を認めないキャリア（潜在性遺伝子異常陽性例）への β 遮断薬経口投与	IIa	C	C1	IVa
CPVT と診断され，何らかの理由により β 遮断薬経口投与が困難な症例におけるフレカイニド単独投与	IIb	C	C1	V

3.
QT短縮症候群

　QT短縮症候群（SQTS）は，著明なQT短縮とともに心房細動，心室頻拍（VT）・心室細動による失神や突然死を特徴とするきわめてまれな疾患である．診断には，QT間隔のみならず，臨床症状，家族歴，遺伝子変異などを総合して行う必要がある．

　突然死高リスク症例には植込み型除細動器（ICD）がもっとも突然死予防効果が高いと考えられ，心停止，失神，持続性VTが確認されている例は推奨クラスIの適応である[245, 246]．心室性不整脈の再発を繰り返す場合にはキニジンの使用が考慮される（**表61**）．

表61　SQTSに対するキニジンの推奨とエビデンスレベル

	推奨クラス	エビデンスレベル	Minds推奨グレード	Mindsエビデンス分類
心停止症例，または持続性心室頻拍が記録された症例であるが，ICD植込みの禁忌症例，または拒否した症例に対するキニジンの投与	IIb	C	C1	IVa
突然死の家族歴を有する無症候症例に対するキニジンの投与	IIb	C	C1	IVa

第10章 心室細動・無脈性心室頻拍・心停止

1.
治療

　心室細動／無脈性心室頻拍は重篤な不整脈であり，ただちに心肺蘇生（CPR）を施行し，**図30**に示すフローチャートに従い速やかに治療を行う．薬剤抵抗性の場合に，左星状神経節ブロックが試みられることがある（**図31**）.

　抗不整脈薬の使用は心拍再開（ROSC），生存入院の増加と関連しているが，長期生存または良好な神経学的転帰を改善させることは証明されていない（**表62**）[226, 247-274].

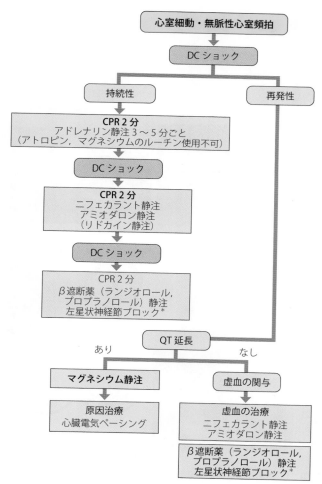

図30　心室細動・無脈性心室頻拍に対する治療のフローチャート

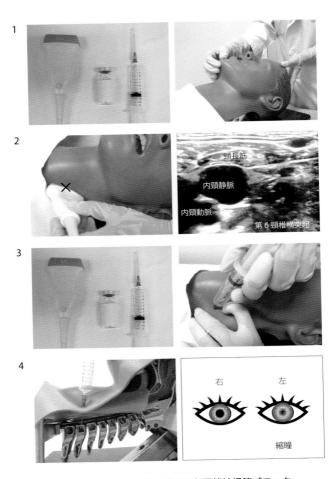

図 31 難治性心室頻拍・細動に対する左星状神経節ブロック
施行方法

［施行方法］

局所麻酔薬
・1％塩酸リドカイン（キシロカイン）
・1％塩酸メピバカイン（カルボカイン）
・0.25％塩酸 ブピバカイン（マーカイン）：長時間作用型
・0.25％塩酸 ロピバカイン（アナペイン）：長時間作用型

1. 23 G ディスポーザル注射器に局所麻酔薬 10 mL を準備する．術者は患者の頭側に立ち，患者の頸部を軽度後屈させて下顎拳上のポジションとする

2. 表在エコーにて内頸動脈，頸長筋，第 6 頸椎横突起の位置を把握し，マーキングする

3. 左頸部穿刺部位の清潔処理を行った後，左示指・中指・環指で胸鎖乳突筋と内頸動脈を左外側に圧排．輪状軟骨の高さで血管を穿刺しないように，第 6 頸椎横突起基部をめがけて穿刺する

4. 皮膚表面から 10 mm 以内の深さで横突起に到達する．針をわずかに引き抜き，血液の逆流がないことを確認しながら 5 mL ずつ浸潤麻酔を行う．終了後は穿刺部位を指で圧迫する

【ブロックの効果確認】
麻酔から 5 〜 10 分前後で左顔面のホルネル徴候が出現する．心停止患者では瞳孔が散大しているため，左側の瞳孔のみが縮瞳する様子を観察しやすい．効果が得られたら電気ショックを施行し，除細動を試みる．効果不十分な場合はブロックを 4 回まで施行可能

**表 62　心室細動・pVT に対する CPR 時の注射薬の推奨と
エビデンスレベル**

	推奨クラス	エビデンスレベル	Minds推奨グレード	Mindsエビデンス分類
CPRに反応しない心室細動/pVTに対して ROSCを得るためのニフェカラント投与 [248-250, 258-266]	IIa	B	B	I
CPRに反応しない心室細動/pVTに対して ROSCを得るためのアミオダロン投与 [247-249, 251, 258-260, 267-270]	IIa	A	B	I
QT延長に関連する多形性VTに対するマグネシウム投与 [256]	IIa	B	B	III
ES，抗不整脈薬抵抗性の心室細動/pVTに対する交感神経遮断治療 [226, 252, 253, 271, 272]	IIa	C	B	III
CPRに反応しない心室細動/pVTに対して ROSCを得るためのリドカイン投与 [247, 248, 251, 258]	IIb	B	C2	I
ROSC後の心室細動/pVTに対するリドカインの予防的ルーチン投与 [273]	IIb	B	C1	IVa
ROSC後，早期におけるβ遮断薬（経口/静注）のルーチン投与 [274]	IIb	C	C1	IVb
成人の心室細動/pVTに対するマグネシウムのルーチン投与 [254, 255]	III	A	D	I
PEA，心静止に対するアトロピンのルーチン投与 [256, 257]	III	B	D	IVa

第11章　小児の不整脈

　抗不整脈薬の適応，用法，用量は成人を基準に決められており，小児に対する用法，用量が決められたものは数少ない．成人のエビデンスとは異なる．このため小児への抗不整脈薬の使用は医師の裁量で判断する必要がある．なお，ここでいう小児とは15歳までと定義する．

1.
narrow QRS頻拍 （図32，33，34，表63，64）

　持続性/反復性頻拍では心不全になる可能性が高く，可及的すみやかに頻拍を停止させる（**図32**）[275, 276]．

　発作の予防のフローチャートを**図33**に示す．新生児・乳児は早期に心不全となりやすく，頻拍の発見が遅れる可能性も高く，頻拍発作予防のため数ヵ月間は抗不整脈薬を投与することが望ましい．

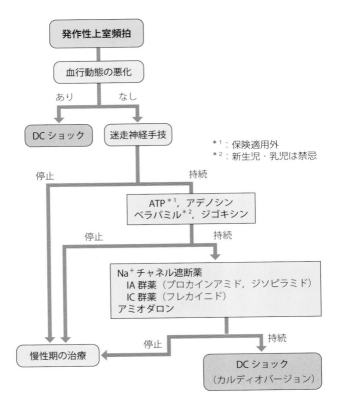

**図32 小児持続性/反復性頻拍に対する頻拍発作の停止の
フローチャート**

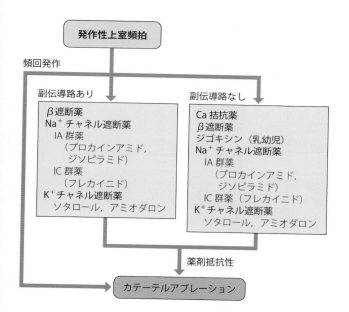

図33　小児持続性／反復性頻拍における頻拍発作の予防の
　　　　フローチャート

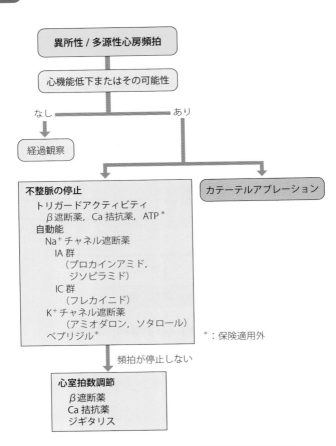

図 34　小児患者の異所性心房頻拍／多源性心房頻拍の治療の
　　　　フローチャート

**表63　小児患者における WPW 症候群の予防的治療の推奨と
エビデンスレベル**

	推奨クラス	エビデンスレベル	Minds推奨グレード	Mindsエビデンス分類
15 kg以上で，心臓突然死イベントおよび失神のある症例，心機能低下を伴う症例				
カテーテルアブレーション	I	C	C1	V
IC群薬（フレカイニドなど）	IIa	C	C1	V
β遮断薬	IIb	C	C2	VI
15 kg以上で，上室性頻拍発作を繰り返す，または電気生理検査で持続する上室性頻拍を誘発し得る，または動悸のある症例				
カテーテルアブレーション	I	C	C1	V
IC群薬（フレカイニドなど）	I	C	C1	V
ソタロール	IIa	C	C1	V
アミオダロン	IIb	C	C2	VI
15 kg未満で，上室性頻拍発作を繰り返し，症状を伴う症例				
IC群薬（フレカイニドなど）	I	C	B	IVa
ソタロール，IA群薬（ジソピラミドなど）	IIa	C	C1	V
β遮断薬，アミオダロン	IIb	C	C1	V
カテーテルアブレーション	IIb	C	C1	V
無症候性の症例				
すべての抗不整脈薬投与	III	C	D	V

表64 小児患者の接合部異所性頻拍に対する急性期薬物治療の
推奨とエビデンスレベル

	推奨クラス	エビデンスレベル	Minds推奨グレード	Mindsエビデンス分類
カテコラミンの減量および中止，冷却（深部温34〜35℃），心房オーバードライブペーシング，深鎮静	I	C	C1	V
血行動態が破綻した症例への体外式膜型人工肺の導入	I	C	C1	V
アミオダロン静脈注射，持続静脈注射	I	C	C1	V
ランジオロール持続静脈注射	IIa	C	C1	V
ニフェカラント，プロカインアミド持続静脈注射	IIb	C	C1	V
フレカイニド，ジゴキシン静脈注射				

2.
wide QRS頻拍 （図35，36，表65）

　wide QRS頻拍の鑑別診断は，単形性／多形性心室頻拍，逆方向性房室回帰頻拍，脚ブロックを合併した上室頻拍，順行性副伝導路を介した心房細動に伴う心室頻回応答などがあげられる．一般に小児期の患者において，致死的な心室頻拍はまれである[277,278]．治療は，成人領域と重複する部分も多い．なお，痙攣や失神があり，てんかんなどの神経疾患と診断された中に，心室頻拍や心室細動が含まれることに注意する．

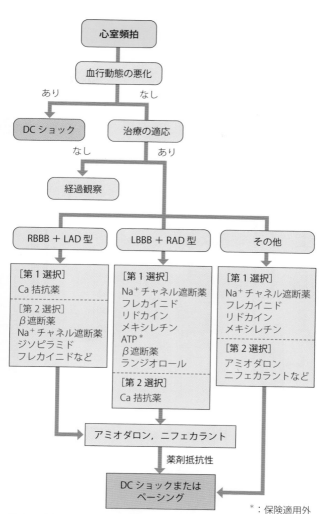

図 35　小児患者の心室頻拍停止のフローチャート

* : 保険適用外

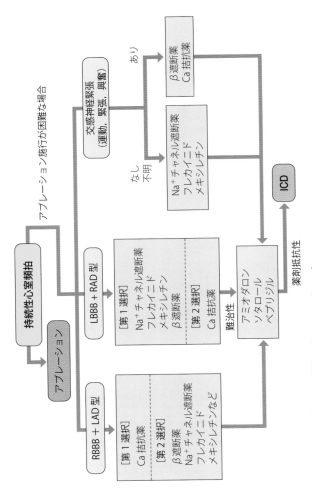

図 36　小児患者の心室頻拍予防のフローチャート

**表65　小児患者の心室性不整脈に対する薬物治療の推奨と
エビデンスレベル**

	推奨クラス	エビデンスレベル	Minds推奨グレード	Mindsエビデンス分類
心機能正常，単発心室期外収縮または促進型心室固有調律に対する無治療経過観察	I	B	B	IVa
症状または心機能低下を伴う頻回の単発心室期外収縮または心室頻拍				
β遮断薬，IC群薬	IIa	C	C1	V
IA群薬，III群薬，ベラパミル*	IIb	C	C1	V
ベラパミル感受性心室頻拍に対する薬物治療				
幼児期以降ベラパミル*	I	C	C1	V
乳児またはベラパミルが投与できない場合のβ遮断薬	I	C	C1	V
多形性心室頻拍，心室細動（突然死またはニアミスイベントがあり，不整脈の原因を除くことができない症例）				
植込み型除細動器	I	C	C1	V
アミオダロン，β遮断薬（プロプラノロールなど）	IIa	C	C1	V

*：乳児以下には禁忌

第12章　妊娠中の不整脈

　治療介入の必要がない良性のものを含め，妊娠中に不整脈は増加する．不整脈は妊産婦に認めるもっとも多い心血管イベントであり，特に妊娠第2三半期（14〜27週）から第3三半期（28週〜）に起こりやすい[279]．なお，薬物治療の安全性試験を妊婦や授乳婦で実施することは困難であり，一部の薬剤では，添付文書の記載と実臨床での使用経験が解離している。そのため，妊娠中総合評価として実臨床での抗不整脈薬投与の安全性について**表66**に記載した。

表66　妊婦，授乳婦などへの抗不整脈薬投与の安全性

一般名	妊婦への投与（添付文書）	妊娠中総合評価	授乳婦への投与（添付文書）	授乳中総合評価
IA群				
プロカインアミド	おおむね適合	おそらく安全	授乳中止	おそらく安全
シベンゾリン	おおむね適合	おそらく安全	授乳中止	データなし
ジソピラミド	悪影響の可能性あり	おそらく安全	授乳中止	おそらく安全
キニジン	おおむね適合	安全	授乳中止	おそらく安全
IB群				
リドカイン	おおむね適合	安全	記載なし	おそらく安全
メキシレチン	おおむね適合	おそらく安全	授乳中止	おそらく安全
アプリンジン	禁忌	悪影響の可能性あり	授乳中止	データなし
IC群				
ピルシカイニド	おおむね適合	おそらく安全	授乳中止	データなし
プロパフェノン	おおむね適合	おそらく安全	授乳中止	おそらく安全
フレカイニド	禁忌	おそらく安全	授乳中止	おそらく安全

表66 妊婦，授乳婦などへの抗不整脈薬投与の安全性（続き）

一般名	妊婦への投与（添付文書）	妊娠中総合評価	授乳婦への投与（添付文書）	授乳中総合評価
II群				
プロプラノロール	おおむね適合（緊急時）	おそらく安全	授乳中止	おそらく安全
ビソプロロール	禁忌	おそらく安全	授乳中止	データ不十分（類薬参照）
メトプロロール	禁忌	おそらく安全	授乳中止	おそらく安全
ナドロール	禁忌	おそらく安全	授乳中止	データ不十分（類薬参照）
カルベジロール	禁忌	おそらく安全	授乳中止	おそらく安全
ランジオロール	おおむね適合	おそらく安全	記載なし	データなし
III群				
アミオダロン	悪影響の可能性あり	悪影響の可能性あり	授乳中止	禁忌
ソタロール	悪影響の可能性あり	おそらく安全	授乳中止	データ不十分（β遮断薬を考慮した類薬参照）
IV群				
ベラパミル	禁忌	おそらく安全	授乳中止	おそらく安全
ジルチアゼム	禁忌	おそらく安全	授乳中止	おそらく安全
その他				
ジゴキシン	おおむね適合	安全	記載なし	おそらく安全

付表

表67 各種抗不整脈薬の適用，用法・用量【成人】

クラス	（上から）薬剤名／不整脈に対する保険上の適用／組成・剤形／用法・用量
IA	キニジン
	期外収縮，発作性頻拍，発作性心房細動の予防，新規心房細動，再発性心房細動，心房粗動，電気ショック療法との併用およびその後の洞調律の維持，急性心筋梗塞時における心室不整脈の予防
	錠：100 mg
	漸増法：1回200 mg，1日3回投与し漸増する．6日間で無効なら中止 維持：1日200〜600 mg，1〜3回分服，大量投与は3日間で無効なら中止
	ジソピラミド
	内服：期外収縮，発作性上室性頻脈，心房細動（他の抗不整脈薬が使用できないか，または無効の場合） 注射：期外収縮，発作性頻拍，発作性心房細動・粗動（緊急治療を要する場合）
	カプセル：50 mg，100 mg R錠（徐放剤）：150 mg 注：50 mg（5 mL）
	内服：100 mgを1日3回，R錠は150 mgを1日2回 注射：1回50〜100 mgを5分以上かけてゆっくり静注

表 67　各種抗不整脈薬の適用，用法・用量【成人】（続き）

クラス	（上から）薬剤名 / 不整脈に対する保険上の適用 / 組成・剤形 / 用法・用量
IA	シベンゾリン
	内服：他の抗不整脈薬が使用できないか，無効の頻脈性不整脈 注射：頻脈性不整脈
	錠：50 mg，100 mg 注：70 mg（5 mL）
	内服：1 日 300 mg から開始し 450 mg まで増量可，1 日 3回に分服 注射：1 回 0.1 mL/kg（1.4 mg/kg）を生理食塩水またはブドウ糖液で希釈，血圧・心電図監視下で 2〜5 分かけて静注
	ピルメノール
	他の抗不整脈薬が使用できないか無効の頻脈性不整脈（心室性）
	カプセル：50 mg，100 mg
	内服：1 回 100 mg を 1 日 2 回
	プロカインアミド
	内服：期外収縮，発作性頻拍の治療・予防，新規心房細動，発作性心房細動の予防，再発性心房細動，急性心筋梗塞における心室性不整脈の予防，電気ショック療法との併用およびその後の洞調律の維持，手術・麻酔に伴う不整脈予防 注射：期外収縮，発作性頻拍，手術および麻酔に伴う不整脈，新規心房細動，心房粗動（静注のみ）
	錠：125 mg，250 mg 注：10%，1 mL，2 mL
	内服：1 回 250〜500 mg，3〜6 時間ごと 静注：1 回 200〜1,000 mg，50〜100 mg/ 分の速度 筋注：1 回 500 mg，4〜6 時間ごと

クラス	（上から）薬剤名 / 不整脈に対する保険上の適用 / 組成・剤形 / 用法・用量
IB	**アプリンジン**
	内服：頻脈性不整脈（他の抗不整脈薬が使用できないかまたは無効の場合） 注射：頻脈性不整脈，頻脈性不整脈
	カプセル：10 mg，20 mg 注：100 mg（10 mL）
	内服：1 日 40 mg から開始し 60 mg まで増量可，1 日 2～3 回に分服 注射：5％ブドウ糖液で 10 倍希釈し 1 回 1.5～2 mL/kg（1.5～2 mg/kg）を 5～10 mL/ 分の速さで静注，注入総量は 100 mg まで
	メキシレチン
	頻脈性不整脈（心室性）
	カプセル：50 mg，100 mg 注：125 mg（5 mL）
	内服：1 日 300～450 mg，3 回に分服 注射：1 回 125 mg（2～3 mg/kg）を 5～10 分かけて静注または 0.4～0.6 mg/kg/ 時で点滴
	リドカイン
	期外収縮・発作性頻拍（上室性・心室性），急性心筋梗塞時および手術に伴う心室性不整脈の予防
	静注用：100 mg（5 mL） 点滴用：2 g（200 mL）
	注射：1 回 50～100 mg（1～2 mg/kg）を 1～2 分間で緩徐に静注 点滴用：1～2 mg/ 分（最高 4 mg/ 分まで）

表67　各種抗不整脈薬の適用，用法・用量【成人】（続き）

クラス	（上から）薬剤名 / 不整脈に対する保険上の適用 / 組成・剤形 / 用法・用量
IC	ピルシカイニド
	内服：頻脈性不整脈（他の抗不整脈薬が使用不可または無効の場合に使用） 注射：緊急治療を要する頻脈性不整脈
	カプセル：25 mg，50 mg 注：50 mg（5 mL）
	内服：1日150 mgを3回に分服，1日225 mgまで増量可 注射：期外収縮は1回0.075 mL/kg（0.75 mg/kg）まで，頻脈は1回0.1 mL/kg（1 mg/kg）まで，いずれも生理食塩水またはブドウ糖液で希釈，血圧・心電図監視下で10分かけて静注
	フレカイニド
	内服：頻脈性不整脈（発作性心房細動・粗動，心室性） 注射：緊急治療を要する頻脈性不整脈
	錠：50 mg，100 mg 注：50 mg（5 mL）
	内服：1日100 mgから開始し200 mgまで増量可能．1日2回に分服 注射：1回0.1〜0.2 mL/kg（1〜2 mg/kg）ブドウ糖液で希釈し血圧・心電図監視下で10分かけて静注．総投与量は1回150 mgまで
	プロパフェノン
	頻脈性不整脈（他の抗不整脈薬が使用できないかまたは無効の場合）
	錠：100 mg，150 mg
	内服：1回150 mgを1日3回，100 mg錠は高齢者などへの初期用量

クラス	（上から）薬剤名 / 不整脈に対する保険上の適用 / 組成・剤形 / 用法・用量
II	アテノロール
	頻脈性不整脈（洞性頻脈，期外収縮）
	錠：25 mg，50 mg
	内服：1日1回50〜100 mg
	アロチノロール
	頻脈性不整脈
	錠：5 mg，10 mg
	1回 10 mg，1日2回（1日30 mg まで増量可）
	エスモロール
	手術時の上室性頻脈性不整脈に対する緊急処置
	注：100 mg（10 mL）
	成人には1回 0.11 mL/kg（1 mg/kg）を30秒間で静脈内に投与．引き続き持続投与を行う場合は，0.99 mL/kg/時（150 μg/kg/分）の投与速度で持続静脈内投与を開始し，適宜投与速度を調節
	カルベジロール
	頻脈性心房細動
	錠：1.25 mg，2.5 mg，10 mg，20 mg
	開始：1日1回5 mg，効果不十分：1日1回10 mg，1日1回20 mg と段階的に増量．最大1日1回20 mg
	カンテオロール
	不整脈
	細粒：1%，0.2% 錠：5 mg LA（徐放）カプセル：15 mg
	内服：（錠剤）初期1日10〜15 mg，2〜3回分包，30 mg まで増量可，（カプセル）1日1回15〜30 mg

表 67　各種抗不整脈薬の適用，用法・用量【成人】（続き）

クラス	（上から）薬剤名 / 不整脈に対する保険上の適用 / 組成・剤形 / 用法・用量
II	ナドロール
	頻脈性不整脈
	錠：30 mg，60 mg
	内服：1日1回 30〜60 mg
	ビソプロロール
	2.5 mg，5 mg のみ：心室性期外収縮，頻脈性心房細動 貼付：頻脈性心房細動
	錠：2.5 mg，5 mg テープ：2 mg，4 mg，8 mg
	内服：① 1日1回 5 mg，② 1日1回 2.5〜5 mg 貼付：② 1日1回 4〜8 mg
	ピンドロール
	洞性頻脈
	錠：5 mg
	1回 1〜5 mg，1日3回
	プロプラノロール
	期外収縮，発作性頻拍の予防，頻拍性心房細動，洞性頻脈，新規心房細動，発作性心房細動の予防．徐放錠は狭心症，本能性高血圧症のみの適用 注射：期外収縮，発作性頻拍，頻拍性心房細動，麻酔に伴う不整脈，洞性頻脈，新規心房細動
	錠：10 mg，20 mg LA カプセル：60 mg 注：2 mg（2 mL）
	内服：1日 30 mg から開始し 90 mg まで増量可．1日3回に分服 注射：詳細は添付文書を参照のこと

クラス	（上から）薬剤名 / 不整脈に対する保険上の適用 / 組成・剤形 / 用法・用量
II	**メトプロロール**
	頻脈性不整脈
	錠：20 mg，40 mg 徐放錠（SR・L錠）：120 mg
	内服：1日60〜120 mg，2〜3回分包
	ランジオロール
	①手術時の心房細動，心房粗動，洞性頻脈の頻脈性不整脈に対する緊急処置，②手術後の循環動態監視下における心房細動，心房粗動，洞性頻脈の頻脈性不整脈に対する緊急処置，③心機能低下例における頻脈性不整脈（心房細動，心房粗動），④生命に危険のある下記の不整脈で，難治性かつ緊急を要する場合：心室細動，血行動態不安定な心室頻拍
	点滴静注用：50 mg，150 mg
	①1分間0.125 mg/kg/分の速度で静脈内持続投与した後，0.01〜0.04 mg/kg/分の速度で静脈内持続投与． ②0.06 mg/kg/分の速度で静脈内持続投与した後，0.02 mg/kg/分の速度で静脈内持続投与を開始する．5〜10分を目安に目標とする徐拍作用が得られない場合は，1分間0.125 mg/kg/分の速度で静脈内持続投与した後，0.04 mg/kg/分の速度で静脈内持続投与． ③1μg/kg/分の速度で静脈内持続投与を開始後，1〜10μg/kg/分の用量で適宜調節．④1μg/kg/分の速度で静脈内持続投与を開始後，1〜10μg/kg/分の用量で適宜調節．必要な場合には，最大40μg/kg/分まで増量

表 67　各種抗不整脈薬の適用，用法・用量【成人】（続き）

クラス	（上から）薬剤名 / 不整脈に対する保険上の適用 / 組成・剤形 / 用法・用量
	アミオダロン
	錠：生命に危険のある下記の再発性不整脈で他の抗不整脈薬が無効か，または使用できない場合（心室細動，心室性頻拍，心不全［低心機能］または肥大型心筋症に伴う心房細動） 注：生命に危険のある心室細動，血行動態不安定な心室頻拍で難治性かつ緊急を要する場合．電気的除細動抵抗性の心室細動または無脈性心室頻拍による心停止
	錠：100 mg 注：150 mg（3 mL）
	内服：導入期は 400 mg/ 日，維持期：200 mg/ 日を 1〜2 回分服 注射：点滴静注にて時間経過とともに所定の用法・用量で．詳細は添付文書参照
III	ソタロール
	生命に危険のある心室頻拍，心室細動の再発性不整脈で他の抗不整脈薬が無効か使用できない場合
	錠：40 mg，80 mg
	1 日 80 mg から開始し，320 mg まで漸増可．1 日 2 回に分服
	ニフェカラント
	生命に危険のある下記の不整脈で他の抗不整脈薬が無効か使用できない場合：心室頻脈，心室細動
	注：50 mg
	生理食塩水またはブドウ糖液で溶解，心電図監視下で単回静注は 1 回 0.3 mg/kg を 5 分間かけて，維持点滴は 0.4 mg/kg/ 時を等速度で

クラス	（上から）薬剤名 / 不整脈に対する保険上の適用 / 組成・剤形 / 用法・用量
IV	ジルチアゼム
	注射：頻脈性不整脈（上室性）
	錠：30 mg，60 mg R カプセル：100 mg，200 mg 注：10 mg，50 mg，250 mg
	不整脈には注 10 と注 50 のみが保険適用．1 回 10 mg 約 3 分間で緩徐に静注
	ベプリジル
	他の抗不整脈薬が使用できないか無効の場合：持続性心房細動，頻脈性不整脈（心室性）
	錠：50 mg，100 mg
	持続性心房細動 内服：1 回 50 mg を 1 日 2 回より開始し，1 回 100 mg を 1 日 2 回まで増量可 頻脈性不整脈（心室性）内服：1 回 100 mg を 1 日 2 回
	ベラパミル
	内服：頻脈性不整脈（心房細動・粗動，発作性上室性頻拍） 注射：頻脈性不整脈（発作性上室性頻拍，発作性心房細動・粗動）
	錠：40 mg 注：5 mg（2 mL）
	内服：1 回 1 から 2 錠（40〜80 mg）を 1 日 3 回 注射：1 回 5 mg を徐々に静注（必要に応じて生理食塩水またはブドウ糖液で希釈）
その他	アデノシン三リン酸
	不整脈に対する保険上の適用はない．ただし，発作性上室性頻拍に有効
	注：10 mg
	注射：10 mg を 1〜2 秒で静注 （ただし保険適用外）

表 67　各種抗不整脈薬の適用，用法・用量【成人】（続き）

クラス	（上から）薬剤名 / 不整脈に対する保険上の適用 / 組成・剤形 / 用法・用量
その他	アトロピン
	迷走神経性徐脈・迷走神経性房室伝導障害，その他の徐脈・房室伝導障害
	末：98% 以上 注：0.5 mg　（1 mL）
	内服：1 日 1.5 mg を 3 回に分服 注射：1 回 0.5 mg 皮下，筋注，静注
	ジゴキシン
	心房細動・粗動による頻脈，発作性上室性頻拍，手術・急性熱性疾患・出産ショック・急性中毒における心不全および各種頻脈の予防と治療
	錠：0.125 mg，0.25 mg
	内服：急速飽和療法（飽和量 1 から 4 mg）初回 0.5〜1 mg 以後 0.5 mg を 6〜8 時間ごと 注射：添付文書参照
	デスラノシド
	心房細動・粗動による頻脈，発作性上室頻拍，手術・急性熱性疾患・出産・ショック・急性中毒における各種頻脈の予防と治療
	注：0.4 mg（2 mL）
	急性飽和，維持ともに添付文書参照
	マグネシウム
	不整脈に対する保険上の適用はない．ただし torsade de pointes 型心室頻拍に有効とされる
	注：2 g（20 mL）
	注射：1 回 1〜2 g を徐々に静注
	メチルジゴキシン
	心房細動・粗動による頻脈，発作性上室頻拍
	錠：0.25 mg，0.1 mg
	急性飽和，維持ともに添付文書参照

表68 各種抗不整脈薬の適用，用法・用量【小児】

クラス	（上から）薬剤名/不整脈に対する保険上の適用/用法・用量	
IA	ジソピラミド	
	上室性頻拍，心室頻拍	
	静注	1〜2 mg/kgを5分以上で希釈静注
	経口	5〜15 mg/kg，分3（最大300 mg）
	プロカインアミド	
	頻脈性不整脈	
	静注	2〜10 mg/kgを希釈して10分以上でゆっくり静注
	経口	頻拍が停止すれば中止 20〜60 mg/kg，分3〜4
IB	メキシレチン	
	頻脈性不整脈（心室性）	
	静注	2〜3 mg/kgを5〜10分で希釈静注 効果があれば0.4〜0.6 mg/kg/時間で持続点滴静注
	経口	5〜15 mg/kg分，3〜4（最大450 mg）
	リドカイン	
	心室頻拍	
	静注	1 mg/kgを希釈静注 有効ならば0.025〜0.05 mg/kg/分を持続点滴
IC	フレカイニド	
	頻脈性不整脈	
	静注	1〜2 mg/kgを10分間で希釈静注（最大150 mg）
	経口	1〜4 mg/kg，分2（最大200 mg）
	プロパフェノン	
	頻脈性不整脈	
	経口	5〜10 mg/kg，分3（最大450 mg）
II	アテノロール	
	頻脈性不整脈（洞性頻脈，期外収縮）	
	経口	1〜2 mg/kg/日（分1）

表68 各種抗不整脈薬の適用，用法・用量【小児】（続き）

クラス	（上から）薬剤名/不整脈に対する保険上の適用/用法・用量	
II	ビソプロロール	
	心室性期外収縮	
	経口	0.08〜0.1 mg/kg/日（分1）
	プロプラノロール	
	頻脈性不整脈，QT延長症候群	
	静注	0.05〜0.1 mg/kgを10分以上上かけてゆっくり静注
	経口	1〜3 mg/kg，分3〜4
III	アミオダロン	
	生命に危険のある心室頻拍，心室細動	
	静注	初期急速投与：2.5 mg/kgを5%ブドウ糖液で希釈し，10分間で投与 負荷投与：1 mg/kg/時を6時間投与する 維持投与：0.5 mg/kg/時を42時間投与する 追加投与：血行動態が不安定な心室頻拍あるいは心室細動が再発し，本剤投与が必要な場合に2.5 mg/kgを5%ブドウ糖液で希釈し，10分間投与
	経口	継続投与：0.5 mg/kg/時 初期投与量は1日5〜10 mg/kg，分1〜2，1〜2週間 維持量は1日2.5〜5 mg/kg，分1〜2
	ソタロール	
	心室頻拍	
	経口	1〜2 mg/kgから始め，8 mg/kgまで増量分2
	ニフェカラント	
	心室頻拍，心室細動	
	静注	単回0.3 mg/kg（10分かけて），維持0.2〜0.4 mg/kg/時

クラス	（上から）薬剤名/不整脈に対する保険上の適用/用法・用量	
IV	ベプリジル	
	頻拍性不整脈（心室性）	
	経口	2〜4 mg/kg，最大200 mg
	ベラパミル	
	頻脈性不整脈	
	静注	0.1 mg/kgを5分以上で希釈静注
	経口	3〜6 mg/kg，分3
その他	アデノシン三リン酸	
	保険上の適用なし ただし，発作性上室頻拍に有効とされる	
	静注	0.1〜0.3 mg/kgを原液のまま急速静注
	アトロピン	
	迷走神経性徐脈，迷走神経性房室伝導障害	
	静注	0.01〜0.02 mg/kg
	ジゴキシン	
	発作性上室性頻拍	
	静注	乳幼児0.03〜0.05 mg/kgを3〜4回に分割静注
	経口	学童0.02〜0.04 mg/kgを3〜4回に分割静注 乳幼児0.01〜0.025 mg/kg（維持量） 学童0.008〜0.02 mg/kg（維持量）
	マグネシウム	
	保険上の適用なし ただし，torsade de pointes型心室頻拍に有効とされる	
	静注	20〜40 mg/kgを1〜2分で静注 維持量は0.05〜0.3 mg/kg/分を持続静注

注：現在ジゴキシン，フレカイニド以外の抗不整脈薬はすべて「小児への有効性や安全性は確立されていない（使用経験が少ない）」と添付文書に記載されており，適応外使用に該当する．また経口薬を粉砕するなどして体重換算で投与する場合も，剤形変更として適応外使用に該当する

表69　各種経口抗凝固薬の適用，用法・用量

	（上から）薬剤名（発売年）/保険上の適用/ 組成・剤形/用法・用量
ビタミンK拮抗薬	ワルファリン（1962年）
	1. 血栓塞栓症の治療および予防（すべての心房細動における虚血性脳卒中・全身性塞栓症の発症抑制） 2. 小児適応として，血栓塞栓症（静脈血栓症，心筋梗塞，肺塞栓症，脳塞栓症，緩徐に進行する脳血栓症など）の治療および予防
	錠：0.5 mg，1 mg，5 mg 顆粒：0.2%
	血液凝固能検査に基づいて投与量を決定．初回を1日1回投与後，数日かけて目標治療域に入るように用量調節し，維持量を決定 成人：初回は通常1日1回1〜5 mg/日 小児：維持量は12ヵ月未満0.16 mg/kg/日，1歳以上15歳未満0.04〜0.1 mg/kg/日
直接トロンビン阻害薬	ダビガトラン（2011年）
	非弁膜症性心房細動における虚血性脳卒中・全身性塞栓症の発症抑制
	カプセル：75 mg，110 mg
	1回150 mgを1日2回（成人） 以下のいずれかの場合は1回110 mgを1日2回で慎重投与 【減量考慮基準】 ① 中等度の腎機能障害（CCr 30〜50 mL/分） ② 年齢≧70歳 ③ P糖蛋白阻害薬の併用 ④ 消化管出血の既往者 CCr＜30 mL/分は禁忌

	（上から）薬剤名（発売年）/保険上の適用/ 組成・剤形/用法・用量
活性化Ⅹ因子阻害薬	**リバーロキサバン（2012年）**
	非弁膜症性心房細動における虚血性脳卒中・全身性塞栓症の発症抑制，深部静脈血栓塞栓症および肺血栓塞栓症の治療および再発抑制
	錠：10 mg，15 mg 細粒分包：10 mg，15 mg
	15 mgを1日1回（成人） 以下の場合は10 mgを1日1回 【減量基準】 腎機能障害（CCr 15～50 mL/分） CCr＜15 mL/分は禁忌
	アピキサバン（2013年）
	非弁膜症性心房細動における虚血性脳卒中・全身性塞栓症の発症抑制，深部静脈血栓塞栓症および肺血栓塞栓症の治療および再発抑制
	錠：2.5 mg，5.0 mg
	1回5 mgを1日2回（成人） 以下の2つ以上に該当する場合は1回2.5 mgを1日2回 【減量基準】 ①腎機能障害（血清Cr≧1.5 mg/dL） ②体重≦60 kg ③年齢≧80歳 CCr＜15 mL/分は禁忌

表69　各種経口抗凝固薬の適用，用法・用量（続き）

	（上から）薬剤名（発売年）/保険上の適用/組成・剤形/用法・用量
活性化X因子阻害薬	エドキサバン（2011年）
	非弁膜症性心房細動における虚血性脳卒中・全身性塞栓症の発症抑制（2014年に効能追加），深部静脈血栓塞栓症および肺血栓塞栓症の治療および再発抑制
	錠：15 mg，30 mg，60 mg OD錠：15 mg，30 mg，60 mg
	60 mgを1日1回（成人） 以下のいずれかの場合は30 mgを1日1回 【減量基準】 ①体重＜60 kg ②腎機能障害（CCr 15〜50 mL/分） ③P糖蛋白阻害薬の併用 CCr＜15 mL/分は禁忌

直接阻害型経口抗凝固薬（DOAC）は直接トロンビン阻害薬と活性化X因子阻害薬の双方を指す

成人における減量基準・減量考慮基準を満たさないDOACのunder-doseでの使用の有効性・安全性に関するエビデンスはない

活性化X因子阻害薬の用法・用量は，非弁膜症性心房細動における虚血性脳卒中および全身性塞栓症の発症抑制の場合を示す

小児の遺伝性血栓症，フォンタン術後の心房細動，川崎病による冠動脈後遺症（巨大冠動脈瘤合併）などに対してはワルファリンが公知承認されているが，DOACはされていない

クレアチニン・クリアランス（CCr）の算出はCockcroft-Gaultの式による

文献

1. Minds診療ガイドライン選定部会 監修. 福井次矢 他編. Minds診療ガイドライン作成の手引き 2007. 医学書院 2007.
2. Allessie MA, et al. *Circ Res* 1977; 41: 9-18. PMID: 862147
3. Pertsov AM, et al. *Circ Res* 1993; 72: 631-650. PMID: 8431989
4. Vaughan Wiliams EM. In: Snadoe E, et al. Symposium on Cardiac Arrhythmias, Elsinore, Denmark. Astra 1970: 449-472.
5. Task Force of the Working Group on Arrhythmias of the European Society of Cardiology. *Circulation* 1991; 84: 1831-1851. PMID: 1717173
6. The Task Force of the Working Group on Arrhythmias of the European Society of Cardiology. *Eur Heart J* 1991; 12: 1112-1131. PMID: 1723682
7. 抗不整脈薬ガイドライン委員会編. 抗不整脈薬ガイドライン：CD-ROM版ガイドラインの解説とシシリアンガンビットの概念. ライフメディコム 2000.
8. Abernethy DR, et al. *Circulation* 2000; 101: 1749-1753. PMID: 10758060
9. 日本循環器学会, 日本TDM学会. 2015年版 循環器薬の薬物血中濃度モニタリングに関するガイドライン. http://jstdm.umin.jp/guidelines/JCS2015_Original.pdf
10. Giusti DL, et al. *Drug Intell Clin Pharm* 1973; 7: 382-387.
11. Alboni P, et al. *Am Heart J* 1991; 122: 1361-1367. PMID: 1951001
12. Alboni P, et al. *Am J Cardiol* 1990; 65: 1037-1039. PMID: 2327342
13. Benditt DG, et al. *Am J Cardiol* 1983; 52: 1223-1229. PMID: 6359850
14. Saito D, et al. *J Am Coll Cardiol* 1993; 21: 1199-1204. PMID: 8459077
15. Atarashi H, et al. *J Cardiovasc Pharmacol* 1998; 31: 534-539. PMID: 9554801
16. Kodama-Takahashi K, et al. *Chest* 2003; 123: 1161-1169. PMID: 12684307
17. Altun A, et al. *Clin Cardiol* 1998; 21: 759-762. PMID: 9789698
18. Goodfellow J, et al. *Eur Heart J* 1995; 16: 862-865. PMID: 7588933
19. Shah PK, et al. *Am Heart J* 1987; 113: 194-195. PMID: 3799431
20. Wesley RC, et al. *J Am Coll Cardiol* 1986; 8: 1232-1234. PMID: 3760393
21. Haïssaguerre M, et al. *Circulation* 2002; 106: 962-967. PMID: 12186801
22. Dukes JW, et al. *J Am Coll Cardiol* 2015; 66: 101-109. PMID: 26160626
23. Cardiac Arrhythmia Suppression Trial (CAST) Investigators. *N Engl J Med* 1989; 321: 406-412. PMID: 2473403
24. Gill JS, et al. *Am Heart J* 1993; 126: 1126-1133. PMID: 8237755
25. Krittayaphong R, et al. *Am Heart J* 2002; 144: e10. PMID: 12486439
26. Lee GK, et al. *Circ Arrhythm Electrophysiol* 2012; 5: 229-236. PMID: 22334430
27. Singh SN, et al. *N Engl J Med* 1995; 333: 77-82. PMID: 7539890
28. Aronson D, et al. *J Card Fail* 2002; 8: 79-85. PMID: 12016631
29. Echt DS, et al. *N Engl J Med* 1991; 324: 781-788. PMID: 1900101
30. Viskin S, et al. *J Am Coll Cardiol* 2001; 38: 173-177. PMID:

11451269
31. Garratt CJ, et al. *Am J Cardiol* 1990; 65: 868-873. PMID: 2321537
32. D'Este D, et al. *Int J Cardiol* 2007; 115: 350-353. PMID: 16814416
33. Lee G, et al. *Lancet* 2012; 380: 1509-1519. PMID: 23101718
34. Spector P, et al. *Am J Cardiol* 2009; 104: 671-677. PMID: 19699343
35. Lau DH, et al. *Circulation* 2017; 136: 583-596. PMID: 28784826
36. Fuster V, et al. *Circulation* 2011; 123: e269-e367. PMID: 21382897
37. Fuster V, et al. *Circulation* 2006; 114: e257-e354. PMID: 16908781
38. Wynn GJ, et al. *Europace* 2014; 16: 965-972. PMID: 24534264
39. Hart RG, et al. Cryptogenic Stroke/ESUS International Working Group. *Lancet Neurol* 2014; 13: 429-438. PMID: 24646875
40. 日本脳卒中学会．植込み型心電図記録計の適応となり得る潜因性脳梗塞患者の診断の手引き．脳卒中 2016; 38: 277-286.
41. Kirchhof P, et al. *Eur Heart J* 2016; 37: 2893-2962. PMID: 27567408
42. 日本循環器学会．心房細動治療（薬物）ガイドライン（2013年改訂版）．http://www.j-circ.or.jp/guideline/pdf/JCS2013_inoue_h.pdf
43. Gage BF, et al. *JAMA* 2001; 285: 2864-2870. PMID: 11401607
44. Camm AJ, et al. *Eur Heart J* 2012; 33: 2719-2747. PMID: 22922413
45. Lip GY, et al. *Chest* 2010; 137: 263-272. PMID: 19762550
46. Suzuki S, et al. *Circ J* 2015; 79: 432-438. PMID: 25501800
47. Hamatani Y, et al. *Sci Rep* 2016; 6: 31042. PMID: 27485817
48. Inoue H, et al. J-RHYTHM Registry Investigators. *Am J Cardiol* 2014; 113: 957-962. PMID: 24461771
49. Ogawa H, et al. Fushimi AF Registry Investigators. *Circ J* 2017; 81: 1403-1410. PMID: 28539562
50. Takabayashi K, et al. *Stroke* 2015; 46: 3354-3361. PMID: 26514188
51. Hamatani Y, et al. *Circ J* 2015; 79: 1009-1017. PMID: 25740669
52. Abe M, et al. *Am J Cardiol* 2017; 119: 1229-1237. PMID: 28219663
53. Inoue H, et al. J-RHYTHM Registry Investigators. *Am J Cardiol* 2016; 118: 215-221. PMID: 27255662
54. Kodani E, et al. J-RHYTHM Registry Investigators. *Eur Heart J Qual Care Clin Outcomes* 2018; 4: 59-68. PMID: 28950373
55. Pisters R, et al. *Chest* 2010; 138: 1093-1100. PMID: 20299623
56. Eikelboom JW, et al. RE-ALIGN Investigators. *N Engl J Med* 2013; 369: 1206-1214. PMID: 23991661
57. Connolly SJ, et al. RE-LY Steering Committee and Investigators. *N Engl J Med* 2009; 361: 1139-1151. PMID: 19717844
58. Patel MR, et al. ROCKET AF Investigators. *N Engl J Med* 2011; 365: 883-891. PMID: 21830957
59. Granger CB, et al. ARISTOTLE Committees and Investigators. *N Engl J Med* 2011; 365: 981-992. PMID: 21870978
60. Giugliano RP, et al. ENGAGE AF-TIMI 48 Investigators. *N Engl J Med* 2013; 369: 2093-2104. PMID: 24251359
61. Steffel J, et al. *Eur Heart J* 2018; 39: 1330-1393. PMID: 29562325
62. Connolly SJ, et al. Randomized Evaluation of Long-Term Anticoagulation Therapy Investigators. *N Engl J Med* 2010; 363: 1875-1876. PMID: 21047252
63. Ruff CT, et al. *Lancet* 2014; 383: 955-962. PMID: 24315724
64. Sjögren V, et al. *Thromb Haemost* 2015; 113: 1370-1377. PMID:

25716771
65. Connolly SJ, et al. ACTIVE W Investigators. *Circulation* 2008; 118: 2029-2037. PMID: 18955670
66. Wan Y, et al. *Circ Cardiovasc Qual Outcomes* 2008; 1: 84-91. PMID: 20031794
67. Morgan CL, et al. *Thromb Res* 2009; 124: 37-41. PMID: 19062079
68. Gallagher AM, et al. *Thromb Haemost* 2011; 106: 968-977. PMID: 21901239
69. Wallentin L, et al. RE-LY investigators. *Lancet* 2010; 376: 975-983. PMID: 20801496
70. Hori M, et al. RE-LY Investigators. *Stroke* 2013; 44: 1891-1896. PMID: 23743976
71. Goto S, et al. ARISTOTLE Investigators. *Am Heart J* 2014; 168: 303-309. PMID: 25173541
72. Yamashita T, et al. *Circ J* 2016; 80: 860-869. PMID: 26888149
73. Inoue H, et al. J-RHYTHM Registry Investigators. *Circ J* 2013; 77: 2264-2270. PMID: 23708863
74. Yamashita T, et al. J-RHYTHM Registry Investigators. *J Cardiol* 2015; 65: 175-177. PMID: 25169015
75. Kodani E, et al. J-RHYTHM Registry Investigators. *Circ J* 2015; 79: 325-330. PMID: 25492037
76. Yasaka M, et al. *Intern Med* 2001; 40: 1183-1188. PMID: 11813841
77. Matsumoto M, et al. *Circ J* 2017; 81: 391-396. PMID: 28154247
78. Nakamura A, et al. Fukuoka Stroke Registry Investigators. *Stroke* 2013; 44: 3239-3242. PMID: 23963334
79. Schutgens RE, et al. *Blood* 2016; 128: 2471-2474. PMID: 27670425
80. Suzuki S, et al. Circ J 2015; 79: 2274-2277. PMID: 26310875
81. January CT, et al. Circulation 2014; 130: 2071-2104. PMID: 24682348
82. Amin A, et al. *J Thromb Thrombolysis* 2014; 38: 150-159. PMID: 24477787
83. 日本薬局方ワルファリンカリウム錠 (2019年1月改訂). https://medical.eisai.jp/content/000000412.pdf
84. Nishimura RA, et al. *Circulation* 2017; 135: e1159-e1195. PMID: 28298458
85. van Ryn J, et al. *Thromb Haemost* 2010; 103: 1116-1127. PMID: 20352166
86. Suzuki S, et al. *Thromb Res* 2017; 150: 73-75. PMID: 28043042
87. Kowalsk K, et al. In: Abstracts Accepted for ACoP5, October 11-17, 2014, Las Vegas, Nevada. J Pharmacokinet Pharmacodyn 2014; 41 Suppl: S19.
88. Suzuki S, et al. *Heart Vessels* 2019; 34: 2011-2020. PMID: 31123819
89. Cuker A, et al. *J Am Coll Cardiol* 2014; 64: 1128-1139. PMID: 25212648
90. Cuker A. *J Thromb Thrombolysis* 2016; 41: 241-247. PMID: 26386967
91. Reilly PA, et al. RE-LY Investigators. *J Am Coll Cardiol* 2014; 63: 321-328. PMID: 24076487
92. Ruff CT, et al. *Lancet* 2015; 385: 2288-2295. PMID: 25769361
93. Arnold AZ, et al. *J Am Coll Cardiol* 1992; 19: 851-855. PMID: 1545081
94. Naccarelli GV, et al. *Am J Cardiol* 2000; 85: 36D-45D. PMID: 10822039
95. Berger M, et al. *Am J Cardiol* 1998; 82: 1545-7, A8. PMID: 9874066
96. Mehta D, et al. *Chest* 1996; 110: 1001-1003. PMID: 8874259

97. Irani WN, et al. *Circulation* 1997; 95: 962-966. PMID: 9054758
98. 日本循環器学会. 安定冠動脈疾患の血行再建ガイドライン（2018年改訂版）. http://www.j-circ.or.jp/guideline/pdf/JCS2018_nakamura_yaku.pdf
99. Dewilde WJ, et al. WOEST study investigators. *Lancet* 2013; 381: 1107-1115. PMID: 23415013
100. Lamberts M, et al. *Circulation* 2014; 129: 1577-1585. PMID: 24470482
101. Matsumura-Nakano Y, et al. OAC-ALONE Study Investigators. *Circulation* 2019; 139: 604-616. PMID: 30586700
102. Gibson CM, et al. *N Engl J Med* 2016; 375: 2423-2434. PMID: 27959713
103. Cannon CP, et al. RE-DUAL PCI Steering Committee and Investigators. *N Engl J Med* 2017; 377: 1513-1524. PMID: 28844193
104. Lopes RD, et al. AUGUSTUS Investigators. *N Engl J Med* 2019; 380: 1509-1524. PMID: 30883055
105. Vranckx P, et al. *Lancet* 2019; 394: 1335-1343. PMID: 31492505
106. Yasuda S, et al. AFIRE Investigators. *N Engl J Med* 2019; 381: 1103-1113. PMID: 31475793
107. Fiedler KA, et al. *J Am Coll Cardiol* 2015; 65: 1619-1629. PMID: 25908066
108. Piccini JP, et al. *N Engl J Med* 2017; 377: 1580-1582. PMID: 29045197
109. Lopes RD, et al. *JAMA Cardiol* 2019; PMID: 31215979
110. Lai KC, et al. *N Engl J Med* 2002; 346: 2033-2038. PMID: 12087138
111. Taha AS, et al. *Lancet* 2009; 374: 119-125. PMID: 19577798
112. Bhatt DL, et al. COGENT Investigators. *N Engl J Med* 2010; 363: 1909-1917. PMID: 20925534
113. Lopes RD, et al. *Am J Med* 2018; 131: 1075-1085. PMID: 29807001
114. Fukamachi D, et al. SAKURA AF Registry Investigators. *Curr Med Res Opin* 2019; 35: 2053-2062. PMID: 31355684
115. Zelniker TA, et al. *Eur Heart J Acute Cardiovasc Care* 2018; 8: 554-561. PMID: 30318902
116. 日本循環器学会. 2020年JCS ガイドライン フォーカスアップデート版冠動脈疾患患者における抗血栓療法. http://www.j-circ.or.jp/guideline/pdf/JCS2020_Kimura_Nakamura.pdf
117. Angiolillo DJ, et al. *Circulation* 2018; 138: 527-536. PMID: 30571525
118. Ogawa S, et al. J-RHYTHM Investigators. *Circ J* 2009; 73: 242-248. PMID: 19060419
119. Andrade JG, et al. *Heart Rhythm* 2010; 7: 1171-1177. PMID: 20430112
120. 日本循環器学会. 心房細動治療（薬物）ガイドライン（2008年改訂版）. Circ J 2008; 72 Suppl IV: 1581-1638.
121. Wilber DJ, et al. ThermoCool AF Trial Investigators. *JAMA* 2010; 303: 333-340. PMID: 20103757
122. 日本循環器学会，日本不整脈心電学会. 不整脈非薬物治療ガイドライン（2018年改訂版）. http://j-circ.or.jp/guideline/pdf/JCS2018_kurita_nogami.pdf
123. Hamer AW, et al. *Am Heart J* 1987; 114: 334-342. PMID: 3604891
124. Alboni P, et al. *J Am Coll Cardiol* 2001; 37: 548-553. PMID: 11216977
125. Yamashita T, et al. J-RHYTHM II Investigators. *Europace* 2011; 13: 473-479. PMID: 21148662
126. Disertori M, et al. GISSI-AF Investigators. *N Engl J Med* 2009; 360: 1606-1617. PMID: 19369667

127. Alboni P, et al. *N Engl J Med* 2004; 351: 2384-2391. PMID: 15575054
128. Atarashi H, et al. *Am J Cardiol* 1996; 78: 694-697. PMID: 8831412
129. Capucci A, et al. *Am J Cardiol* 1992; 70: 69-72. PMID: 1615873
130. Capucci A, et al. *Am J Cardiol* 1994; 74: 503-505. PMID: 8059737
131. 島田恵, 他. 心電図 2006; 26: 710-719.
132. 戸叶隆司, 他. 心電図 2009; 29: 50-57.
133. Horiuchi D, et al. *Eur J Pharmacol* 2009; 608: 54-61. PMID: 19268659
134. Kanki H, et al. *Cardiovasc Drugs Ther* 1998; 12: 475-482. PMID: 9926279
135. Fukuda K, et al. *Tohoku J Exp Med* 2011; 225: 35-42. PMID: 21869589
136. Nakazato Y, et al. *Circ J* 2005; 69: 44-48. PMID: 15635201
137. Hohnloser SH, et al. *Lancet* 2000; 356: 1789-1794. PMID: 11117910
138. Singh BN, et al. Sotalol Amiodarone Atrial Fibrillation Efficacy Trial (SAFE-T) Investigators. *N Engl J Med* 2005; 352: 1861-1872. PMID: 15872201
139. Yamashita T, et al. J-BAF Investigators. *Circ J* 2009; 73: 1020-1027. PMID: 19359813
140. Fang WT, et al. *Br J Clin Pharmacol* 2012; 74: 744-756. PMID: 22376147
141. Shinagawa K, et al. *Circulation* 2003; 107: 1440-1446. PMID: 12642367
142. Sato D, et al. *Circ J* 2006; 70: 206-213. PMID: 16434817
143. Fujiki A, et al. *Am J Cardiol* 2003; 92: 472-475. PMID: 12914884
144. Kurokawa S, et al. *Circ J* 2010; 74: 876-884. PMID: 20354335
145. Niwano S, et al. *Circ J* 2009; 73: 1210-1218. PMID: 19436116
146. Maggioni AP, et al. Val-HeFT Investigators. *Am Heart J* 2005; 149: 548-557. PMID: 15864246
147. Vermes E, et al. *Circulation* 2003; 107: 2926-2931. PMID: 12771010
148. Healey JS, et al. *J Am Coll Cardiol* 2005; 45: 1832-1839. PMID: 15936615
149. Kotecha D, et al. Beta-Blockers in Heart Failure Collaborative Group. *Lancet* 2014; 384: 2235-2243. PMID: 25193873
150. Wachtell K, et al. *J Am Coll Cardiol* 2005; 45: 712-719. PMID: 15734615
151. Goette A, et al. *Circ Arrhythm Electrophysiol* 2012; 5: 43-51. PMID: 22157519
152. Ducharme A, et al. CHARM Investigators. *Am Heart J* 2006; 152: 86-92. PMID: 16838426
153. Anand K, et al. *Am Heart J* 2006; 152: 217-222. PMID: 16875900
154. Schneider MP, et al. *J Am Coll Cardiol* 2010; 55: 2299-2307. PMID: 20488299
155. Nasr IA, et al. *Eur Heart J* 2007; 28: 457-462. PMID: 17289748
156. Schmieder RE, et al. VALUE Trial Group. *J Hypertens* 2008; 26: 403-411. PMID: 18300848
157. Schaer BA, et al. *Ann Intern Med* 2010; 152: 78-84. PMID: 20083826
158. Marott SC, et al. *Eur Heart J* 2014; 35: 1205-1214. PMID: 24347316
159. Rahimi K, et al. PROSPER Executive. *BMJ* 2011; 342: d1250. PMID: 21411487
160. Kusumoto F, et al. *J Interv Card Electrophysiol* 2009; 25: 31-35. PMID: 19148720
161. Nademanee K, et al. *Heart Rhythm* 2015; 12: 44-51. PMID: 25257091
162. Kusumoto FM, et al. *Circulation* 2019; 140: e333-e381. PMID:

　　30586771
162a.日本循環器学会，日本不整脈心電学会．2021年JCS/JHRS ガイドラ
　　　インフォーカスアップデート版 不整脈非薬物治療．https://www.j-circ.
　　　or.jp/cms/wp-content/uploads/2021/03/JCS2021_Kurita_Nogami.pdf
163.日本循環器学会．不整脈薬物治療に関するガイドライン（2009年改
　　　訂版）．http://www.j-circ.or.jp/guideline/pdf/JCS2009_kodama_h.pdf
164.Mehta D, et al. *Lancet* 1988; 1: 1181-1185. PMID: 2897005
165.Chen SA, et al. *Circulation* 1994; 90: 1262-1278. PMID: 8087935
166.Roth A, et al. *Am J Cardiol* 2003; 91: 489-491. PMID: 12586276
167.Reisinger J, et al. *Am J Emerg Med* 2010; 28: 159-165. PMID: 20159384
168.Gillette PC, et al. *Circulation* 1977; 56: 571-575. PMID: 902384
169.Mehta AV, et al. *J Am Coll Cardiol* 1988; 11: 379-385. PMID: 3339178
170.大久保豊幸，他．心電図 1998; 18: 343-352.
171.Engelstein ED, et al. *Circulation* 1994; 89: 2645-2654. PMID: 8205677
172.Markowitz SM, et al. *J Cardiovasc Electrophysiol* 1999; 10: 489-502.
　　　PMID: 10355690
173.Haines DE, et al. *J Am Coll Cardiol* 1990; 15: 1345-1354. PMID:
　　　2329238
174.Lucet V, et al. *Arch Mal Coeur Vaiss* 1987; 80: 1385-1393. [in French]
　　　PMID: 3122689
175.Heusch A, et al. *Eur Heart J* 1994; 15: 1050-1056. PMID: 7527342
176.池田信男，他．心電図 1999; 19: 332-343.
177.Coumel P, et al. *Am Heart J* 1980; 100: 1063-1069. PMID: 7446409
178.Porter MJ, et al. *Heart Rhythm* 2004; 1: 393-396. PMID: 15851189
179.Ferrero de Loma-Osorio Á, et al. *Rev Esp Cardiol (Engl Ed)* 2013; 66:
　　　983-992. PMID: 24774111
180.Klein AL, et al. Assessment of Cardioversion Using Transesophageal
　　　Echocardiography Investigators. *N Engl J Med* 2001; 344: 1411-1420.
　　　PMID: 11346805
181.Gallagher MM, et al. *J Am Coll Cardiol* 2001; 38: 1498-1504. PMID:
　　　11691530
182.Neumar RW, et al. *Circulation* 2010; 122 Suppl: S729-S767. PMID:
　　　20956224
183.Botkin SB, et al. *Am Heart J* 2003; 145: 233-238. PMID: 12595839
184.Seidl K, et al. *Am J Cardiol* 1998; 82: 580-583. PMID: 9732883
185.Corrado G, et al. *Eur Heart J* 2001; 22: 1042-1051. PMID: 11428839
186.Dunn MI. *Am J Cardiol* 1998; 82: 638. PMID: 9732894
187.Schmidt H, et al. *J Am Coll Cardiol* 2001; 38: 778-784. PMID: 11527633
188.Hart RG, et al. *Ann Intern Med* 2007; 146: 857-867. PMID: 17577005
189.Vadmann H, et al. *Heart* 2015; 101: 1446-1455. PMID: 26149627
190.Nagai R, et al. J-Land Investigators. *Circ J* 2013; 77: 908-916. PMID:
　　　23502991
191.Fresco C, et al. *Eur Heart J* 1996; 17 Suppl: 41-47. PMID: 8809538
192.Ellenbogen KA, et al. *J Am Coll Cardiol* 1991; 18: 891-897. PMID:
　　　1894861
193.Della Bella P, et al. *Am J Cardiol* 1989; 63: 812-816. PMID: 2929438
194.Doni F, et al. *Am J Cardiol* 1995; 76: 1243-1246. PMID: 7503004
195.Olshansky B, et al. *J Am Coll Cardiol* 1988; 11: 359-364. PMID:
　　　3339174

196. Hohnloser SH, et al. *Am J Cardiol* 1992; 70: 3A-10A. PMID: 1387287
197. Ghali WA, et al. *Am J Med* 2005; 118: 101-107. PMID: 15694889
198. Morita N, et al. *Pacing Clin Electrophysiol* 2007; 30: 1242-1253. PMID: 17897127
199. Horiuchi D, et al. *J Arrhythm* 2014; 30: 167-172.
200. Bianconi L, et al. *Eur Heart J* 2000; 21: 1265-1273. PMID: 10924317
201. Tsuchiya T, et al. *Am J Cardiol* 1996; 78: 1439-1442. PMID: 8970424
202. Olshansky B, et al. *J Am Coll Cardiol* 1990; 16: 1639-1648. PMID: 2254549
203. Shah DC, et al. *Circulation* 1997; 96: 3904-3912. PMID: 9403614
204. Page RL, et al. *J Am Coll Cardiol* 2016; 67: e27-e115. PMID: 26409259
205. Volgman AS, et al. *J Am Coll Cardiol* 1998; 31: 1414-1419. PMID: 9581743
206. Morita N, et al. *Pacing Clin Electrophysiol* 2008; 31: 943-954. PMID: 18684249
207. Lanzarotti CJ, et al. *J Am Coll Cardiol* 1997; 30: 1506-1511. PMID: 9362409
208. Da Costa A, et al. Loire-Ardèche-Drôme-Isère-Puy-de-Dôme Trial of Atrial Flutter Investigators. *Circulation* 2006; 114: 1676-1681. PMID: 17030680
209. Aliot E, et al. Flecainide AF French Study Group. *Am J Cardiol* 1996; 77: 66A-71A. PMID: 8607394
210. Van Gelder IC, et al. *Am J Cardiol* 1989; 64: 1317-1321. PMID: 2511744
211. CIBIS-II Investigators and Committees. *Lancet* 1999; 353: 9-13. PMID: 10023943
212. Packer M, et al. Carvedilol Prospective Randomized Cumulative Survival Study Group. *N Engl J Med* 2001; 344: 1651-1658. PMID: 11386263
213. Antonielli E, et al. *Am J Cardiol* 1999; 84: 1092-1096. PMID: 10569673
214. 日本循環器学会. 心臓突然死の予知と予防法のガイドライン(2010 年改訂版). http://j-circ.or.jp/guideline/pdf/JCS2010aizawa.h.pdf
215. Gopinathannair R, et al. *J Am Coll Cardiol* 2015; 66: 1714-1728. PMID: 26449143
216. Al-Khatib SM, et al. *Circulation* 2018; 138: e210-e271. PMID: 29084733
217. Ling Z, et al. *Circ Arrhythm Electrophysiol* 2014; 7: 237-243. PMID: 24523413
218. 池田隆徳. そうだったのか!絶対読める心電図―一目でみてわかる緊急 度と判読のポイント. 羊土社 2011.
219. Al-Khatib SM, et al. *Circulation* 2002; 106: 309-312. PMID: 12119245
220. Zipes DP, et al. *J Am Coll Cardiol* 2006; 48: e247-e346. PMID: 16949478
221. Noda T, et al. *J Am Coll Cardiol* 2005; 46: 1288-1294. PMID: 16198845
222. Van Herendael H, et al. *Heart Rhythm* 2014; 11: 566-573. PMID: 24398086
223. Haïssaguerre M, et al. *Lancet* 2002; 359: 677-678. PMID: 11879868
224. Leenhardt A, et al. *Circulation* 1994; 89: 206-215. PMID: 8281648
225. Knecht S, et al. *J Am Coll Cardiol* 2009; 54: 522-528. PMID: 19643313
226. Nademanee K, et al. *Circulation* 2000; 102: 742-747. PMID: 10942741
227. Lerman BB. *Circulation* 1993; 87: 382-390. PMID: 8425287
228. Kim RJ, et al. *J Am Coll Cardiol* 2007; 49: 2035-2043. PMID: 17512360

229. Belhassen B, et al. *J Cardiovasc Electrophysiol* 1999; 10: 1301-1312. PMID: 10515552
230. Shimizu W, et al. *Circ Res* 2011; 109: 97-109. PMID: 21700951
231. Shimizu W. *Circ J* 2013; 77: 2867-2872. PMID: 24200848
232. Itoh H, et al. *Eur Heart J* 2016; 37: 1456-1464. PMID: 26715165
233. Tzivoni D, et al. *Circulation* 1988; 77: 392-397. PMID: 3338130
234. Kitajima R, et al. *J Arrhythm* 2017; 33: 501-504. PMID: 29021858
235. Shimizu W, et al. *J Am Coll Cardiol* 1995; 26: 1299-1309. PMID: 7594047
236. Aiba T, et al. *J Am Coll Cardiol* 2005; 45: 300-307. PMID: 15653031
237. Gupta A, et al. *Am Heart J* 2007; 153: 891-899. PMID: 17540188
238. Khan IA. *Am Heart J* 2002; 143: 7-14. PMID: 11773906
239. Shimizu W, et al. *Circulation* 1991; 84: 1915-1923. PMID: 1657447
240. Zipes DP, et al. *Circulation* 2006; 114: e385-e484. PMID: 16935995
241. Pinski SL, et al. *Pacing Clin Electrophysiol* 2002; 25: 1612-1615. PMID: 12494620
242. 日本循環器学会. 遺伝性不整脈の診療に関するガイドライン（2017 年改訂版）. http://j-circ.or.jp/guideline/pdf/JCS2017_aonuma_h.pdf
243. Sumitomo N. *J Arrhythm* 2016; 32: 344-351. PMID: 27761157
244. Priori SG, et al. *Heart Rhythm* 2013; 10: 1932-1963. PMID: 24011539
245. Priori SG, et al. *Eur Heart J* 2015; 36: 2793-2867. PMID: 26320108
246. Priori SG, et al. *Heart Rhythm* 2013; 10: e85-108. PMID: 23916535
247. Kudenchuk PJ, et al. Resuscitation Outcomes Consortium Investigators. *N Engl J Med* 2016; 374: 1711-1722. PMID: 27043165
248. Chowdhury A, et al. *Heart Lung Circ* 2018; 27: 280-290. PMID: 28988724
249. Amino M, et al. SOS-KANTO 2012 Study Group. *J Cardiovasc Pharmacol* 2015; 66: 600-609. PMID: 26317166
250. Shiga T, et al. Refractory VT/VF, Prospective Evaluation to Differentiate Lidocaine Efficacy from Nifekalant (RELIEF) Study Investigators. *Resuscitation* 2010; 81: 47-52. PMID: 19913983
251. Dorian P, et al. *N Engl J Med* 2002; 346: 884-890. PMID: 11907287
252. Miwa Y, et al. *Circ J* 2010; 74: 856-863. PMID: 20339194
253. Ikeda T, et al. J-Land II Study Investigators. *Circ J* 2019; 83: 1456-1462. PMID: 31118364
254. Thel MC, et al. *Lancet* 1997; 350: 1272-1276. PMID: 9357406
255. Hassan TB, et al. *Emerg Med J* 2002; 19: 57-62. PMID: 11777881
256. Link MS, et al. *Circulation* 2015; 132 Suppl: S444-S464. PMID: 26472995
257. Nagao K. Survey of Survivors After Out-of-hospital Cardiac Arrest in KANTO Area, Japan (SOS-KANTO) Study Group. *Circ J* 2011; 75: 580-588. PMID: 21233578
258. Huang Y, et al. *Crit Care* 2013; 17: R173. PMID: 23938138
259. Amino M, et al. SOS-KANTO 2012 study group. *J Cardiovasc Pharmacol* 2016; 68: 58-66. PMID: 27002279
260. Amino M, et al. *J Arrhythmia* 2014; 30: 180-185.
261. Yoshioka K, et al. *Circ J* 2006; 70: 21-27. PMID: 16377919
262. Tahara Y, et al. *Circ J* 2006; 70: 442-446. PMID: 16565562
263. Yusu S, et al. *Circ J* 2009; 73: 2021-2028. PMID: 19724153

264. Tagami T, et al. *Resuscitation* 2016; 109: 127-132. PMID: 27568110
265. Amino M, et al. *J Cardiovasc Pharmacol* 2010; 55: 391-398. PMID: 20147846
266. Harayama N, et al. *J Anesth* 2014; 28: 587-592. PMID: 24389941
267. Kudenchuk PJ, et al. *N Engl J Med* 1999; 341: 871-878. PMID: 10486418
268. Sanfilippo F, et al. *Resuscitation* 2016; 107: 31-37. PMID: 27496262
269. Laina A, et al. *Int J Cardiol* 2016; 221: 780-788. PMID: 27434349
270. Tagami T, et al. *Cardiovasc Drugs Ther* 2016; 30: 485-491. PMID: 27618826
271. Amino M, et al. *Cardiol J* 2007; 14: 355-365. PMID: 18651486
272. Meng L, et al. *JACC Clin Electrophysiol* 2017; 3: 942-949. PMID: 29270467
273. Kudenchuk PJ, et al. *Resuscitation* 2013; 84: 1512-1518. PMID: 23743237
274. Skrifvars MB, et al. *Resuscitation* 2003; 59: 319-328. PMID: 14659601
275. Blomström-Lundqvist C, et al. *J Am Coll Cardiol* 2003; 42: 1493-1531. PMID: 14563598
276. Kertesz NJ, et al. *Cardiol Rev* 1998; 6: 221-230. PMID: 10348944
277. Crosson JE, et al. *Heart Rhythm* 2014; 11: e55-e78. PMID: 24814375
278. Wang S, et al. *Heart Rhythm* 2010; 7: 1725-1731. PMID: 20691281
279. Silversides CK, et al. *J Am Coll Cardiol* 2018; 71: 2419-2430. PMID: 29793631

アプリ版（ebook）のご紹介

書籍の体裁をそのままの形で
ご覧いただける電子書籍タイプ
の製品です。

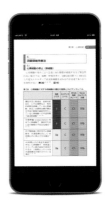

- ☑ ページにメモを記載
- ☑ 付箋をつける
- ☑ 本文中の引用文献から
  PubMed，WEB サイトへジャンプ

定価：1,320 円（本体 1,200 円＋税）
2021 年 4 月発売予定

医療従事者のための電子書籍ストア「M2PLUS」にて
お買い求めいただけます。
https://www.m2plus.com/

M2PLUS 以外の電子書籍ストアでも販売予定です。

M2PLUS
明日の医療を見つめて

M2PLUS 製品をご利用いただくためには①M2PLUS 無料会員登録，②M2PLUS サイトより製品を購入，③無料専用ビューワアプリ* をインストール，④②で購入した製品のダウンロードをお願い致します。*iOS 端末をご利用の方は AppStore より **M2Plus Launcher**，AndroidOS 端末をご利用の方は Google Play ストアより **M2Plus Reader** のインストールをお願い致します。

 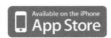 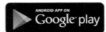

「循環器病ガイドラインシリーズ」
ポケット版

「循環器病ガイドライン」の
エッセンスをコンパクトに
まとめたポケット版。

多忙な日常診療の合間に
手軽に活用できるように
図表を中心にわかりやすく
編集されています。

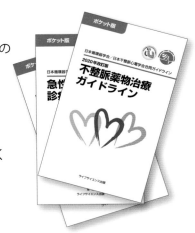

不整脈非薬物治療ガイドライン
（2018 年改訂版／2021 年フォーカスアップデート版）

編集：日本循環器学会／日本不整脈心電学会

定価：1,320 円（本体 1,200 円＋税）
ISBN：978-4-89775-432-1　C3047
刊行：2021 年（予定）

急性・慢性心不全診療ガイドライン

編集：日本循環器学会／日本心不全学会

定価：990 円（本体 900 円＋税）
ISBN：978-4-89775-368-3　C3047
刊行：2018 年 3 月

**ポケット版 2020年改訂版
不整脈薬物治療ガイドライン**

2021年4月3日 発行

編集	一般社団法人 日本循環器学会
	一般社団法人 日本不整脈心電学会
ポケット版監修	小野克重, 岩﨑雄樹, 清水渉, 髙橋尚彦
発行	ライフサイエンス出版株式会社
	〒105-0014 東京都港区芝3-5-2
	TEL 03-6275-1522（代）　FAX 03-6275-1527
印刷所	大村印刷株式会社

Printed in Japan
ISBN 978-4-89775-431-4 C3047